だいわ文庫

「聞こえにくい」がなおる 耳トレ

中川雅文

JN061601

大和書房

はじめに

少しくらい聞こえが悪くても困らない？

騒がしいカフェでおしゃべりをしているとき、相手の声が聞き取りにくいと感じたことはありませんか？

慢性的なストレスや肩こりに悩まされていて、耳鳴りやめまいがするということはありませんか？

40歳を過ぎたら、難聴や耳鳴りは、もはや他人事《ひとごと》ではありません。

最近では、身近に潜むさまざまな騒音によって若くても難聴になる人が増えています。

ところが、「聞こえにくさ」や何らかの耳の不調を抱えていても、よほどひどい状態にならない限り、あまり気にする人はいません。

会話が聞き取れなくても前後の内容でだいたい察しがつきますし、テレビやスマホの音が小さければ、音量を上げれば困らないからです。

「耳のことは、もっと歳をとって本当に困るようになったら、そのとき考えよう」。あなたも、そう思っていませんか？

でも、話はそう単純ではありません。

耳の不調は、自分でも気づかないうちに脳にエラーを引き起こす原因になっていきます。

たとえば、最近は聴力と認知症の関係が注目されています。

そのきっかけとなったのは、2015年に厚生労働省が発表した「認知症施策推進総合戦略（新オレンジプラン）」。認知症の危険因子のひとつとして初めて「難聴」が追加されました。

さらに2017年、イギリスの医学誌『ランセット』による国際アルツハイマー病会議（AAIC）が、「**40歳からの20年間で難聴対策をしないことが、認知症の最大リスクになる**」と発表し、大きな話題となりました。

なぜ難聴だと認知症になりやすいのか、その理由やメカニズムは解明されていません。ただ、難聴と認知症には、不思議な共通点があります。

難聴の人と認知症の人の脳を見てみると、言語や記憶、聴覚を司る「側頭《そくとう》葉《よう》」に、アルツハイマー型認知症の発症に関わっていることで知られるアミロイドβ《ベータ》などの「**脳のゴミ**」がたまっています。

「脳のゴミ」は、脳の神経細胞が活動するたびに発生する副産物のようなもので、誰の脳の中にも存在し、通常は血管の脈動によって自然に排出されていきます。

血管の脈動は、神経活動によってもたらされます。健康な「聞こえ」がキープされていれば、脳のゴミは、そのサイクルの中で滞ることはありません。しかし、滞ってしまうと記憶障害や学習障害を引き起こしてしまいます。それゆえ、「聞こえ」を保つことが大切なのです。

ついに世界中が「耳」に注目し始めた!

医学は日進月歩ですが、いつの時代でも、もっとも注目を浴び、目覚ましい進歩を遂げるのは、脳心血管疾患やがんなどのような「命に直接関わる分野」

や、感染症のような「差し迫った危機に関わる分野」です。

その点、直接命に関わることのない「耳の医学」は、これまでほとんど脚光を浴びたことがありませんでした。

しかし今、世界中の国々が国をあげて「耳」に注目し、難聴予防に取り組み始めています。

現代社会は、便利さと引き替えにさまざまな「騒音」を抱え込んできました。工場や車、飛行機など、強大な騒音だけではありません。掃除機やドライヤーなど、家庭の中にもさまざまな騒音が持ち込まれてしまいました。

そこへ追い打ちをかけるように登場したのが、携帯用の音楽プレイヤーやゲーム機、そして、今や誰もが携帯しているスマートフォンです。

騒音で問題なのは「音の大きさ」だけではありません。耳へのダメージは「**音の大きさ×音にさらされた時間**」によって決まります。

街でも、会社や学校でも、移動中でも、そして家庭内でも常にさまざまな騒音に囲まれている現代人の耳は、老若男女を問わずみな難聴の危機にさらされています。

ＷＨＯ（世界保健機関）によれば、２０１８年時点で聴覚障害に悩まされている人は、世界人口の5％に当たる4億６６００万人。過去5年間で約１億人も増えており、２０５０年には現在の倍の9億人以上にのぼると推定されています。

また、ＷＨＯと国際電気通信連合（ＩＴＵ）は、世界中の12歳から35歳のおよそ半数にあたる11億人が、聴覚障害になるリスクがあると報告しています。そこで、ＷＨＯは２０１５年から「メイク・リスニング・セーフ（Make Listening Safe）」、つまり「聞こえを守ろう」というキャンペーンを立ち上げました。

さらに、２０１９年にはＩＴＵと共同で国際基準を示し、世界中の国々や政府、メーカーなどに、国際基準に合ったオーディオ機器の製造を求めています。

耳を守れば、人生が変わる

さて、ここで改めて、あなたに問いかけたいと思います。

あなたの耳はよく聞こえていますか？

聞き返しや聞き間違いが増えてきたと感じたことはありませんか？

「少しくらい聞こえが悪くても、それほど困らない」「まだ若いから、自分にはあまり関係ない」などというのは、とても残念な考えです。

大切なのは、耳や「聞こえ」についての正しい知識を持つことです。

それはきっと、あなた自身はもちろん、あなたのご両親やパートナー、子どもたちなど、大切な人たちの将来を守ることにもつながるでしょう。

また、聴覚はコミュニケーションの重要な要です。ちょっと大袈裟な言い方をするなら、耳や「聞こえ」を守ることは、人とのきずなを守り、豊かに広げて超高齢社会を「誰もが生きやすい、幸せな社会」にすることにもつながっていきます。

本書では、今日からでも始められる簡単な対策法をご紹介します。ぜひチャレンジしてみてください。

中川雅文

もくじ

2 はじめに
16 「聞こえ」のセルフチェック

Part 1

その不調は「耳」が原因かも!

18 「聞こえにくい」や「耳鳴り」が増えていませんか?
22 耳の不調でシワが増える!?
28 人との距離感がわかりにくい?
32 「聞こえ」が悪くなると認知症になる?

38 朝起きてテレビをつけると、音が大きいと感じる？
42 電車内の騒音の中で音楽をガンガンに聞いている？
46 掃除機やドライヤーで「騒音負債」がたまっている⁉
50 女子高生のノリノリの会話には、もうついていけない⁉
54 ダジャレが次々に思い浮かんでしまう⁉
58 パートナーとの倦怠期は、「難聴」が始まり⁉
62 難聴対策をしてこそ、できる人に

Part 2
知っているだけで耳がよくなる「聞こえ」のしくみ

68 耳と脳の両方がうまく働くと「耳がいい」
72 そもそも「音」は存在しないもの

76 音の強弱、高低をあらわす単位
80 音が聞こえるしくみ　①耳は超優秀な音響システム
86 音が聞こえるしくみ　②脳が「音」を認識するまで
92 高い音から聞こえにくくなる理由
96 騒がしくても無音でも、「聞こえ」は悪くなる
100 聞きたい音がよく聞こえるのは「無視する力」があるから
104 赤ちゃんは、泣いて耳を守る
108 耳のトラブルは、体の不調とリンクする
112 長時間のデスクワークで、聞こえにくくなる
118 健康診断では難聴はわからない!?

Part 3

今すぐできる 耳を守る・鍛える習慣

好きな音楽や自然の音を聞く 122

良質な睡眠で、脳のゴミを一掃する 128

「聞こえ」をよくする食べもので、体も健康に 134

スマホアプリでまわりの総音量をチェックする 140

ドライヤーや掃除機を使うときはノイズキャンセルを 144

喫煙は、難聴への最悪のシナリオ 150

Part 4

今すぐできる耳トレ

自律神経の乱れを整え、血流をよくする　4・4・4呼吸法　154
1日の耳のコンディションがよくなる　朝の耳スマ　156
聴力アップ&耳鳴り解消　耳ひっぱり　158
即効で「聞こえ」がよくなる　耳ツボマッサージ　160
耳と心身のストレスを癒やす　胸鎖乳突筋さすり　162
たまりがちな脳のゴミを排出　側頭筋ほぐし　164
おなかの底から笑ってリラックス　笑顔エクササイズ　166
首・肩のこりを解消　背中を伸ばして右向き左向き　168
座りっぱなしによる腰痛を解消　寝たまま股関節ストレッチ　170

172 滞りがちな下半身の血流をポンプアップ　座ったままウォーキング
174 抗重力筋を鍛えて平衡感覚を強化！　エア縄跳び
176 脚・腕・背中・首を同時に筋トレ　雑巾がけエクササイズ

Part 5 知っておきたい難聴の原因になる耳の病気

178 難聴の種類――感音性難聴と伝音性難聴

感音性難聴◁

180 電車内で音楽を聞く人は注意
騒音性難聴《そうおんせいなんちょう》（スマホ難聴・イヤホン難聴・ヘッドホン難聴）
181 予期していなかった強大な音で発症　急性音響外傷《きゅうせいおんきょうがいしょう》（ロック難聴）
182 ある日突然、片耳が聞こえなくなる　突発性難聴《とっぱつせいなんちょう》

30～40代の女性に多い病気　メニエール病　183
若い女性に急増中　急性低音障害型感音難聴《きゅうせいていおんしょうがいがたかんおんなんちょう》(ALHL)　184
健康診断の数値が気になる人は予備軍　生活習慣病性難聴《せいかつしゅうかんびょうせいなんちょう》　185
気づかないケースが多い　聴神経腫瘍《ちょうしんけいしゅよう》　186
心がつくる難聴　機能性難聴《きのうせいなんちょう》(心因性難聴《しんいんせいなんちょう》、ヒステリー難聴《なんちょう》、詐聴《さちょう》)　187

伝音性難聴◁

耳かきのし過ぎが原因!?　耳垢塞栓《じこうせんそく》　188
不衛生なイヤホンや補聴器に注意　外耳炎《がいじえん》　189
脱水や睡眠不足、無理なダイエットが要因!?　耳管開放症《じかんかいほうしょう》　190
アレルギー性鼻炎や風邪が引き金になる　耳管狭窄症《じかんきょうさくしょう》　192
くしゃみなどの衝撃で耳に穴があく　外《がい》リンパ瘻《ろう》　193
大人になってもかかる感染症　急性《きゅうせい》・慢性中耳炎《まんせいちゅうじえん》　194
40～50代がなりやすい難治性の病気　好酸球性中耳炎《こうさんきゅうせいちゅうじえん》　195
鼻をすするクセのある人は要注意　真珠腫瘍性中耳炎《しんじゅしゅようせいちゅうじえん》　196
おわりに　198

Check

「聞こえ」のセルフチェック

- □ 会話中に相手の話を聞き返すことがある。
- □ 会話が聞き取れず、
あいまいに相づちを打つことがある。
- □ 小声やささやき声が聞き取りにくい。
- □ テレビやラジオの音量が大きいと
注意されたことがある。
- □ 騒がしい場所では相手の声が聞き取りづらい。
- □ 通勤・通学中にスマホで音楽を聴く。
- □ 大音量で音楽を聴くのが好きだ(好きだった)。
- □ ほぼ毎日ドライヤーを使っている。
- □ 喫煙の習慣がある。

※ひとつでもあれば、すでに聞こえのレベルが落ちている可能性があります。今すぐにでも生活習慣を見直し、耳を鍛えるトレーニングを始めましょう。

Part 1

その不調は「耳」が原因かも!

「聞こえにくい」や「耳鳴り」が増えていませんか？

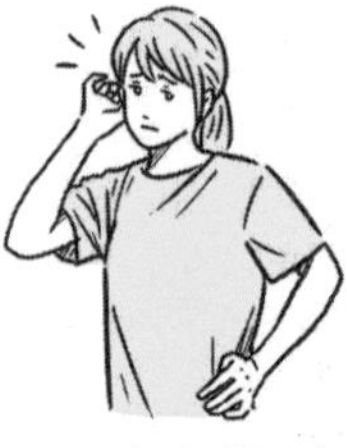

年齢にかかわらず、大音量の音を聞いたわけでもないのに、耳鳴りやめまい、聞こえにくさが続くという人が近年増加しています。

20～40代の女性の耳鳴りが増えている

ロックのコンサートなどで大音量の音楽を聞いた後、耳が詰まったような感じがして、耳鳴りがしたり、耳が聞こえにくくなった経験は、誰でも一度くらいはあるでしょう。

これは、「ロック難聴（急性音響外傷）」といって、日常生活ではありえないような強大音にさらされて起こる症状で、ほとんどの場合は一時的なもの。1～2日で耳鳴りも聞こえにくさも回復します。

では、大音量の音を聞いたわけでもないのに、疲れているときや睡眠不足のとき、ふいに耳鳴りやめまい、聞こえにくさを感じたことはありませんか？

ここ20～30年、耳鳴りや聞こえにくさを訴えて外来に来られる患者さんが増え続けています。

耳鳴りの9割以上は、その背景に難聴が隠れています。そのため、以前は患者さんの多くが加齢とともに聴力が低下してきた高齢の方だったのですが、最近は10代も含めた若い患者さん、なかでも20～40代の女性の患者さんが目立って多くなってきました。

その要因のひとつは、「頑張る女性が増えている」からではないかと、私は考えています。

耳鳴りは体からのSOS

耳鳴りを訴えて外来に来られる20～40代の女性の共通点は、仕事や子育てに一生懸命だということ。そして、耳鳴りだけでなく、慢性的な頭痛や肩こりに悩まされているということです。

耳鳴りは、難聴だけでなく自律神経とも深い関わりがあります。

仕事や子育てを優先し、不規則な生活や睡眠不足など、自分の体力の限界を超えて頑張る生活を続けていると、自律神経が乱れて交感神経が興奮しっぱなしの状態になってしまいます。

その結果、**脳にエラーが起こったり、内耳《ないじ》がダメージを受けてしまうと、耳**

鳴りやめまいといった症状があらわれることがあります。

交感神経が興奮すると、血管が収縮して筋肉も緊張しますから、頭痛や肩こりも生じやすくなります。逆に、単純な運動不足による肩こりが原因で血流が悪くなり、耳鳴りやめまいが生じることもあります。実際、ストレッチなどで肩こりをほぐすと、ウソのように耳鳴りが消えてしまうこともよくあります。

耳鳴りは、不安障害や睡眠障害、動脈硬化や高血圧、ホルモンバランスの乱れ、意外なところでは、顎関節症《がくかんせつしょう》や歯列矯正などが引き金となって起こることもあります。また、原因はひとつだけとは限らず、いくつもの原因が重なって生じることもあります。

原因が何であれ、**耳鳴りは体からのSOS**です。

何らかの疾患が隠れている可能性もありますし、難聴の兆《きざ》しかもしれません。もし、耳鳴りを感じたら、「たかが耳鳴り」「疲れているせい」と放置せず、健康状態や生活習慣を見直す機会だと思ってください。気になる症状があるときは、できるだけ早く専門家に相談することも大切です。

耳の不調でシワが増える!?

若く見える人と老けて見える人の差には、「聞こえの差」も関わっています。音の振動を調節するアブミ骨筋《こつきん》が動かなくなると、伸びきった古いゴムのように硬くなり、ほうれい線などのシワを招く原因になっていきます。

「聞こえの差」が「見た目の差」をつくる

耳は音を集めたり、音の大きさを調整したりして脳に電気信号を送る集音器のようなもので、実際に音を感知しているのは脳です。

そのため、少しくらい聴力レベルが落ちてきたとしても、脳が勝手にカバーしてくれるので本人はなかなか気づきません。

また、会話のところどころが聞こえていなくても、適当に相づちを打っていれば相手にも気づかれません。

難聴の困ったところは、こうして、本人も他人も気づかないうちに進行してしまうということでしょう。

しかし、私たちが気づいていないだけで、「聞こえ」の不調は、見た目にも影響を及ぼしていきます。

たとえば、顔のシワやたるみ。

まさか！と思うかもしれませんが、同じ年齢でも若く見える人と老けて見える人の差には、「聞こえの差」が関わっている可能性があるのです。

聞こえが悪くなると、表情筋も衰える!?

シワやたるみの要因としてよく知られているのは、「表情筋の衰え」です。

顔には30種類以上の表情筋という筋肉があって、目や口を開閉したり、顔の表情をつくる働きをしています。しかし、表情筋も腕や脚の筋肉と同じで、加齢とともに衰えていきます。

よく、「笑うとシワができるから、笑わない」という人もいますが、筋肉は使わないでいると、ますます衰えていきます。

そこで、シワやたるみを防ぐには、表情筋を鍛える表情筋トレーニングが効果的といわれているのですが、実は、それだけでは不十分です。

たとえば悲しいことや恐怖に直面して、自分の意志とは関係なく、顔の筋肉がピクピクと引きつってしまったことはありませんか？

実は、このとき顔面神経を介して表情筋と連動しているのが、内耳の中のアブミ骨《こつ》という骨にくっついている、**「アブミ骨筋」**という筋肉です。

アブミ骨筋は、わずか3ミリほどの体の中で一番小さな筋肉ですが、耳に大きな音が入ってくるとキュッと収縮して鼓膜を抑え込み、音の振動を小さくして耳へのダメージを防ぐという、とても重要な働きをしています。また、表情筋は自分の意志で動かすことができる「随意筋《ずいいきん》」が含まれていますが、「アブミ骨筋」は、心臓と同じで自分の意志とは関係なく動く「不随意筋」だけです。**いつ音が入ってきてもいいように、私たちが眠っている間も、まわりに音がなくても常にわずかに緊張してスタンバイしています。**つまり、1日24時間休まず筋トレし続けているわけです。ところが、加齢などで聴力が低下し、音を検知できなくなると、「アブミ骨筋」が働く必要がなくなってしまうので、次第に動かなくなり、伸びきった古いゴムのように硬くなっていきます。

すると、「アブミ骨筋」と連動している表情筋への刺激も減っていきます。そして、額↓目のまわり↓頬↓口元というように、上から下へ向かってだんだんたるんでいき、ほうれい線などのシワを招く原因になっていきます。

ですから、若々しい「聞こえ」を保ち、アブミ骨筋の柔軟性を維持することも、若々しい見た目を保つ大切な条件のひとつです。

アブミ骨筋は、幸せな気分でないとうまく動かない

アブミ骨筋は、脳の喜怒哀楽を支配する部分「大脳辺縁系《だいのうへんえんけい》」に支配されています。そのため、幸せな気分のときや好きな音楽を聞いているときはリラックスしてよく動きますが、ストレスを感じているとき、怒っているときは、凝り固まってうまく動かないため、入ってきた音の大きさを調整できずに、嫌な音、大きな音がどんどん入って耳鳴りや難聴の原因になります。

また、アブミ骨筋は表情筋とも連動するため、ポーカーフェイスや不機嫌な顔ばかりしていると、「聞こえ」の低下につながることがあります。

このように、耳と顔は、脳神経ネットワークを介して私たちが知らないうちに連携しています。楽しい気分で表情豊かに過ごすことが、耳にもシワやたるみ予防にもよいといえるでしょう。

《 耳の構造 》

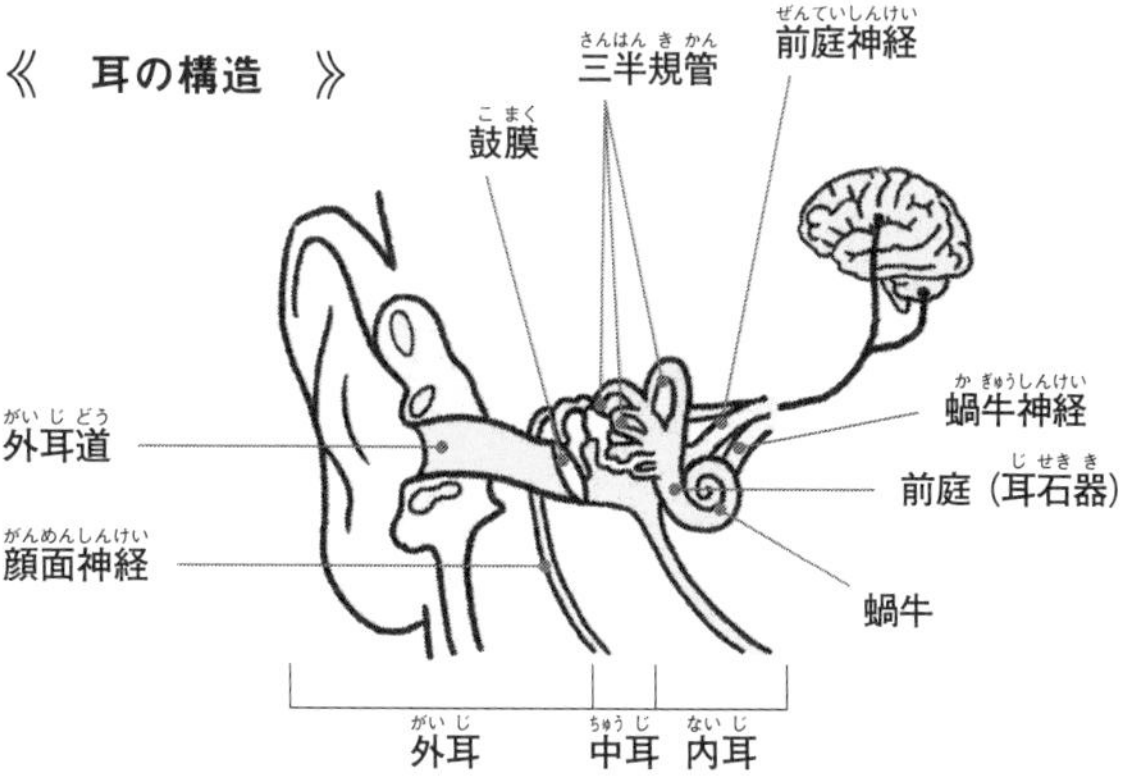
三半規管《さんはんきかん》
前庭神経《ぜんていしんけい》
鼓膜《こまく》
外耳道《がいじどう》
蝸牛神経《かぎゅうしんけい》
前庭（耳石器《じせきき》）
顔面神経《がんめんしんけい》
蝸牛
外耳《がいじ》
中耳《ちゅうじ》
内耳《ないじ》

《 アブミ骨筋 》

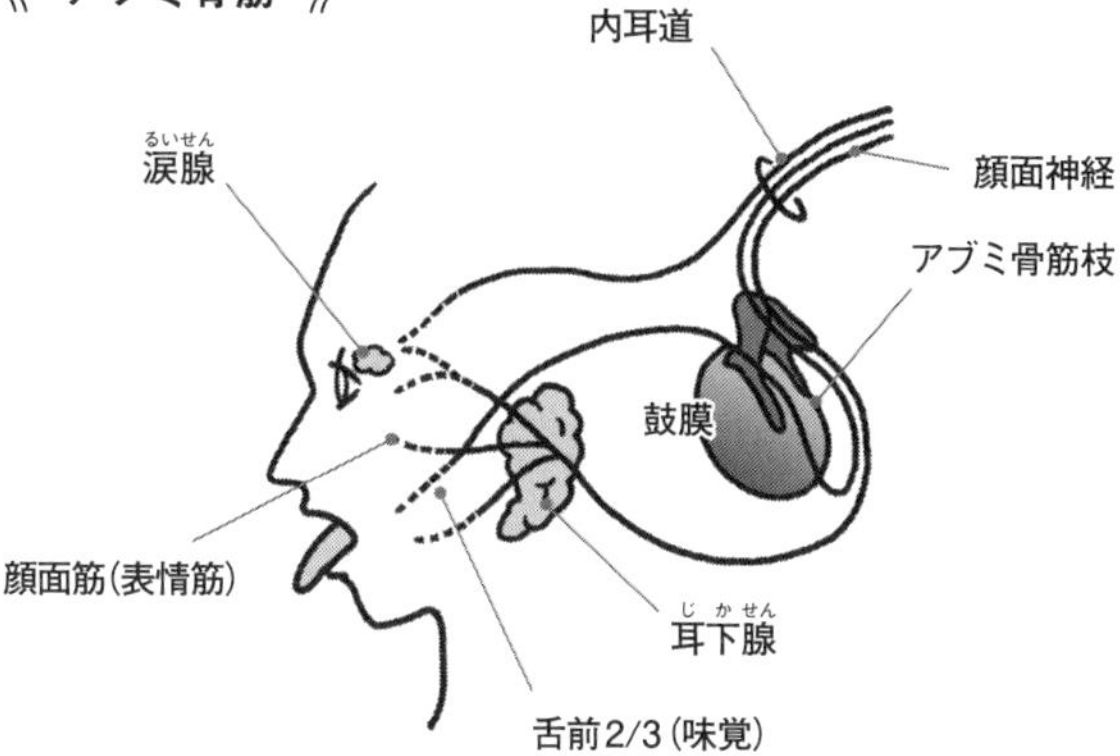
内耳道
涙腺《るいせん》
顔面神経
アブミ骨筋枝
鼓膜
顔面筋（表情筋）
耳下腺《じかせん》
舌前2/3（味覚）

人との距離感がわかりにくい？

聴力が低下してくると、「相手との距離感」をつかみにくくなってきます。
人間関係の悩みに、聴力の衰えが原因だったということもあるのです。

日頃のコミュニケーション、うまくいっていますか？

会話するときの相手との距離は、心の距離感にも通じます。

あえて適度な距離を保ちたい相手もいれば、離れていても近くにいる気分になれる相手もいますよね。ところが、聴力が低下してくると、文字どおり「**相手との距離感**」をつかみにくくなってきます。

通常、正常な聴力レベルの人同士なら、5～6メートル離れたところにいる相手とでも、声を張り上げずに会話ができます。ところが、「聞こえ」が悪くなってくると、2メートル、1メートル、50センチと、どんどん近づいていかないと会話が成立しなくなっていきます。

たとえば、静かな場所で向かい合って目を見て話をしているときは問題なく話せるのに、騒がしい場所にいると至近距離でも聞き取りにくい、後ろから話しかけられても気づかない、ということも起こりえます。

相手に近づき過ぎて好意があると勘違いされたり、大事なことを打ち明けられたのに気づかず、「無視された」と誤解されてしまう可能性だってあります。勘違いや誤解が生じていることに気づかず、「変な人」「空気が読めない人」と思われてしまうこともあるでしょう。ソーシャルディスタンスやマスクの着用があたりまえの昨今なら、なおさらです。

孤独感から認知症になることも

難聴の人の悩みの多くは、聴力の低下そのものではありません。コミュニケーションがうまくいかなくなって、孤独になってしまうことです。

特に高齢者の場合、難聴のせいで人と会うのが億劫《おっくう》になって引きこもりがちになり、「社会的孤立」といわれる状態になって、そのまま認知症になってしまうケースも少なくありません。

「最近、人間関係がうまくいかない」「相手の気持ちがよくわからなくて、もどかしい」と感じている人は、もしかすると自分でも気づかないうちに聴力が衰えていませんか？

いい人間関係を築くためにも、良好な「聞こえ」を保つことがとても大切なのです。

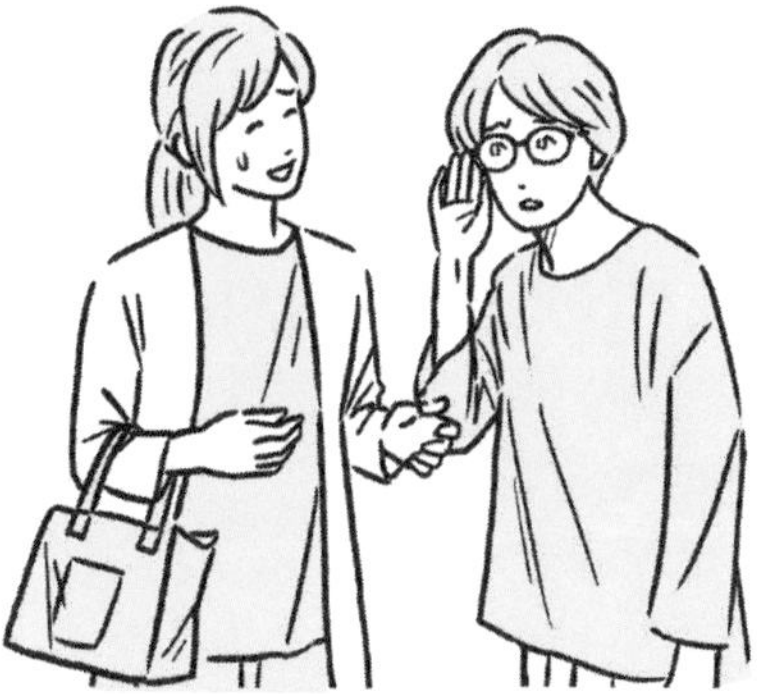

「聞こえ」が悪くなると認知症になる？

40〜60代に起きる聞き返しや聞き間違いといった「聞こえ」の不調、耳鳴り、耳の詰まり、めまいなどを感じたら、耳を鍛える、つまり脳のゴミを排出することが必要です。

難聴と認知症は、同じ場所に「脳のゴミ」がたまる！

冒頭でも少し触れたように、聴力は認知症とも深い関係があります。

２０１７年の国際アルツハイマー病会議（ＡＡＩＣ）では、

> ▽認知症の約3分の1は、高血圧、肥満、糖尿病をはじめとする9つのリスクと相関関係がある
>
> ▽なかでも、中年期（40〜60歳くらい）に難聴対策をしないことが、認知症の最大リスクになる

と報告されています。

誤解しないでいただきたいのですが、「難聴になると必ず認知症になる」わけでも、「難聴を予防すれば必ず認知症を防げる」わけでもありません。

確かなのは、**「中年期に難聴対策をしないと、認知症になる確率が非常に高**

い」ということです。

難聴になると認知症になりやすいという理由は、まだ解明されていません。しかしひとつだけ、とても興味深い事実がわかっています。難聴の人も、認知症の人も、脳の「側頭葉《そくとうよう》」と呼ばれるエリアに「アミロイドβ」という「脳のゴミ」がたまっているということです。

アミロイドβといえば、日本人の認知症で一番多いアルツハイマー型認知症と非常に関わりの深い物質として知られています。

しかし、アミロイドβは誰の脳の中でも発生する物質です。

私たちの脳の神経細胞（ニューロン）は、活動が活発になると「発火」という現象を起こして電気信号を発生させます。この「発火」の際に燃えカスとして発生するのが「脳のゴミ」と呼ばれる物質、アミロイドβです。

「脳のゴミ」は血管と神経細胞の隙間にたまっていきますが、通常は血管の脈動によって自然に脳の外へ排出されていきます。これは、大腸にたまった便が腸のぜん動運動によって体外に排出されるのと同じようなしくみです。

腸が便秘になるのと同じで、「脳のゴミ」がなかなか排出されず、滞留してしまうことも珍しくありません。実際、健康な人の脳の中でも「ゴミだまり」が見つかることはよくあります。

ところが、どういうわけか難聴の人、認知症の人の脳では、たいてい脳の「側頭葉」と呼ばれるエリアにたまっています。これは、「側頭葉」が大脳の中でも言語、記憶、聴覚に関わるエリアであることと無関係ではないでしょう。

40代からの耳対策こそ、認知症予防の決定打！

認知症にもアルツハイマー型、脳血管性、レビー小体型などいくつかの種類があります。この中でも、日本人の認知症の約6割を占めるとされるアルツハイマー型認知症は、脳が小さく萎縮していく「脳の病気」ですから、難聴が直接的な原因になるとは考えられません。ただ、すべての認知症には、その前段に「軽度認知障害（ＭＣＩ）」と呼ばれる状態があることがわかっています。

健常な状態と認知症の間にあるグレーゾーンのことで、ＭＣＩになった人の2

人に1人は4年以内に認知症を発症するといわれますが、適切な対策や治療で、ごくわずかですが健常に戻れる人もいます。

でも、「ごくわずか」では不安ですよね。そこで最近では、MCIのさらに前段の「プレクリニカル期」または「プレクリニカル認知症」と呼ばれる段階で、予防しようという考え方が登場してきました。プレクリニカルとは、「診断がつく前」という意味です。通常、MCIを発見するための「認知機能スクリーニング検査」では、問診に加えて脳MRI検査や血液検査をしたりします。しかし、「プレクリニカル期」では、まだ「脳のゴミ」もあまりたまっていないので、血液検査をしても異常は発見されません。

異常もないのに、どうやって気づけばいいの？　と思うかもしれません。実は、**40～60代における耳の不調こそ、「プレクリニカル期」に突入したサインです。**聞き返しや聞き間違いが増えたといった「聞こえ」の不調はもちろん、耳鳴り、耳の詰まり、めまいなどを感じたら、即、Part3、Part4でご紹介するような「耳を守る・鍛える習慣」や「耳トレ」を始めてください。

健常な「聞こえ」を保つことは、脳の血流量を増やすことにつながります。

耳を守り、鍛えることこそ、日常的に発生し続ける「脳のゴミ」をスムーズに排出するもっとも身近でもっとも効果的な方法なのです。

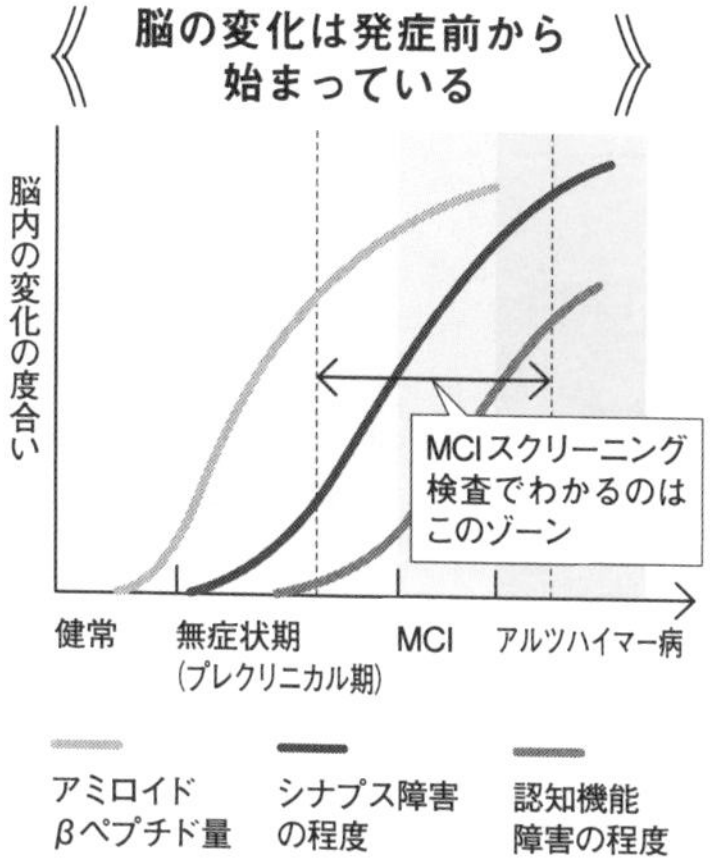

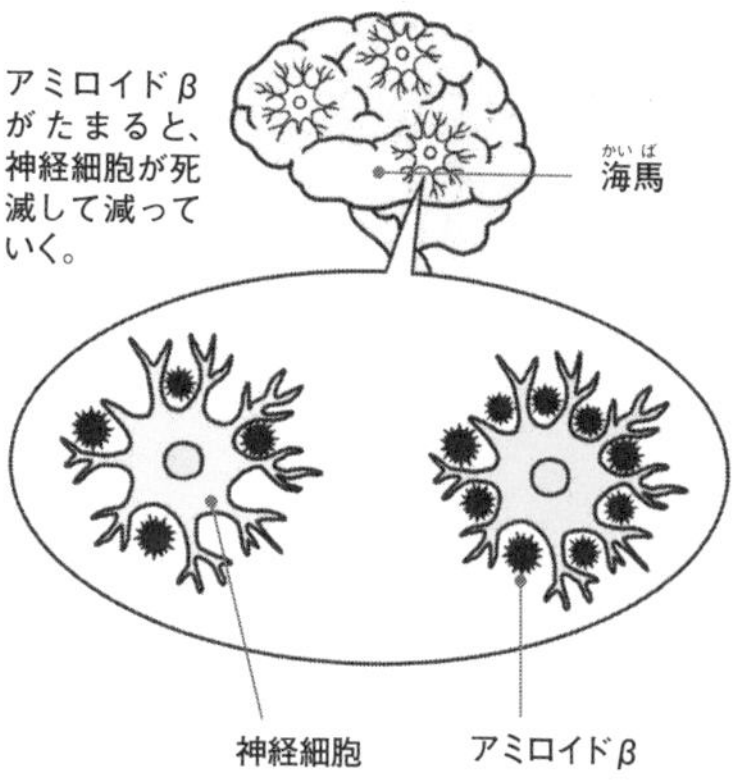

朝起きて
テレビをつけると、
音が大きいと感じる?

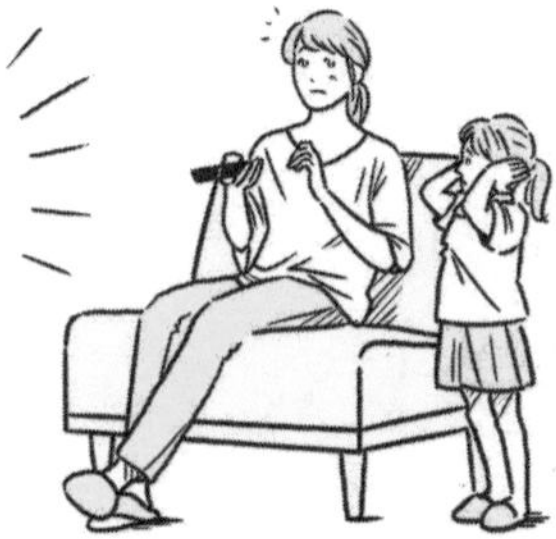

日中の騒音にさらされた日ほど
耳の機能は低下し、テレビの
音量を上げてしまいます。

テレビの音量は、難聴かどうかの指標に

毎日見ているテレビの音量は、自分の聴力レベルを見極めるもっともわかりやすい指標です。

子どもなど、自分より若い人から「テレビの音が大きい」と指摘されたら、聴力が低下していると思って間違いありません。

また、**「朝起きてテレビやオーディオをつけたとき、音量を下げる」「しょっちゅう音量を上げ下げする」**というのも、難聴の兆しです。

日中、活発に活動すれば夕方には疲れて眠くなってきますよね。それと同じで、耳も日中にたくさんの騒音にさらされた日ほど、夜になると疲れて機能が低下してしまい、より大きな音でないと聞き取りづらくなっていきます。

そういうときは、静かな場所でリラックスしたり、良質な睡眠をしっかりとりましょう。翌朝には耳も回復するので、夜寝る前と同じ大きな音量がいきなり耳に入ってくると、「うるさい」と感じます。

今は手元のリモコンですぐに音量を微調整できるので、耳のコンディションに合わせて自分でも気づかないうちに、どんどん音量を上げていることもあります。

「言われてみれば……」ということはありませんか？

テレビは、人との会話のような双方向コミュニケーションではありません。一方的に発信されてくるだけなので、こちらが聞き取れていなくても、話についていけていなくても、どんどん先に進んでいきます。

そのため、番組によって聞き取りやすさはまったく違います。

一番聞き取りやすいのは、滑舌のよい訓練されたアナウンサーが、マイクに向かってハッキリと話してくれるニュース番組です。これなら、多少聴力が落ちてきた人でも、よく聞き取れるはずです。

それに比べ、ドラマやバラエティは微妙な声のトーンや抑揚の違いを逃さず聞き取らないと、面白さがわかりません。そのため、正常な聴力を保っている人でも、聞き逃すまいと身を乗り出してテレビに近づいたりします。つい音量を上げてしまいやすいので注意しましょう。

テレビを観るときの座る位置も重要です。

最近の薄型液晶テレビは、画面の高さの約3倍の距離から観ることを想定して設計されています。テレビゲームをするときなど、もっと近づいて観ている人も多いのですが、これは目だけでなく耳にもとても危険です。できるだけ、メーカーが推奨する座り位置で視聴するようにしましょう。

また、迫力や臨場感を重視したスピーカーの場合、左右や背後からサラウンドで回り込む効果音ばかりが大きく聞こえて、つい音量を上げてしまうということもあります。

最近のテレビの多くは、人の声を聞き取りやすくする音声モードが内蔵されていますから、聞き取りにくいと感じる人は、ぜひ活用しましょう。

電車内の騒音の中で音楽をガンガンに聞いている？

騒音で難聴になるリスクも高まります。たとえば、音楽を電車内で聞いた後、電車内より静かな場所で同じ音量で聞いてもうるさく感じないようなら、すでに難聴になっている可能性があります。

まわりの騒音より大きな音でないと、音楽を楽しめない

私たちの耳には、外界のすべての音が入ってきています。でも、それでは情報量が多過ぎて処理しきれないし、うるさくて仕方がないので、必要な音・聞きたい音だけを選び取り、不要な音・聞きたくない音は無視する能力、つまり天然の「ノイズキャンセリング機能」が備わっています。

ところが、**聞きたい音と聞きたくない音の大きさ（音圧）の差が20デシベル以上ないと、うまくノイズキャンセルすることができません。**

実は、音楽好きの若者たちに「スマホ難聴（イヤホン難聴）」が急増している要因のひとつは、このしくみと深い関係があります。

スマホで音楽を聞くときは、たいていイヤホンを使用しますよね。このとき、まわりに騒音があるときは、スマホの音をそれより20デシベル以上大きくしなければ、快適に音楽を楽しむことができません。

たとえば、電車内の騒音はだいたい70デシベルくらい。地下鉄だと80デシベ

《 1日に許容される音曝露の目安 》

音 源	大きさ	許容時間
ジェット飛行機のエンジンの直下	130dB	1秒未満
雷	125dB	3秒
ブブゼラ(楽器)	120dB	9秒
ロックコンサート	115dB	28秒
チェーンソー	110dB	30秒
トラクター	105dB	4分
ヘアドライヤー	100dB	15分
バイク(ヘルメットによる耳覆なし)	95dB	47分
芝刈り機	90dB	2時間30分
自動車運転	85dB	8時間
目覚まし時計のベル	80dB	25時間

＊WHOより

ルくらいですから、電車内でスマホの音楽を快適に聞こうとすると、軽く90～100デシベルくらいに音量を上げることになります。

これは、静かな場所で聞くと、ほとんどの人が「うるさい！」とビックリしてしまうくらいの音の大きさです。

もし、静かな場所で同じ音量で聞いてもうるさく感じないようなら、すでに難聴になっている可能性大です。

騒音で難聴になるリスクは、「**音の大きさ×音にさらされた時間**

（期間）」で決まります。そこで、WHO（世界保健機関）では1日当たりの音圧レベルの許容基準を設けています。

それによれば、90デシベルなら2時間30分、100デシベルなら15分で1日の許容限界を超えてしまいます。

毎日電車内で往復2時間、90デシベル以上の音で音楽を聞いているとしたら、数年から十数年で難聴になってしまうでしょう。

どうしても電車内で音楽を聞きたい！という人は、まわりの騒音を消してくれるノイズキャンセリング機能付きのイヤホンやヘッドホンを使うのがおすすめです。便利な電子機器を使うなら、そのリスクや対応策をしっかり知っておくことも大切なのです。

掃除機やドライヤーで「騒音負債」がたまっている!?

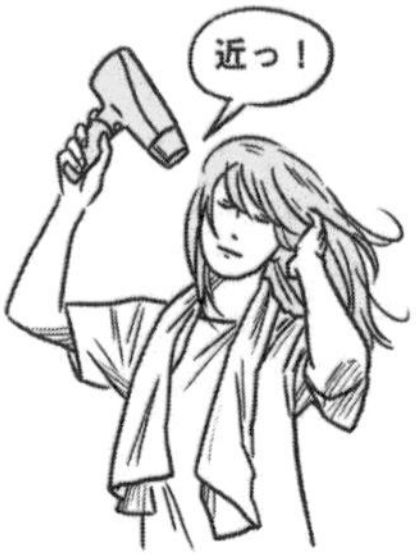

あまり気にしていなかった日常の騒音が積み重なると、耳にも少しずつ「騒音負債」がたまっていきます。

掃除機の使い過ぎで耳鳴りが止まらない⁉

一瞬で難聴になってしまうような強大音や爆音ばかりが難聴を招くわけではありません。

耳の回復力を少し超える程度の大きさの音も、立派な騒音です。

毎日の睡眠不足が借金のように積み重なってしまった状態を「睡眠負債」と呼ぶように、耳にも毎日少しずつ「**騒音負債**」がたまっていきます。

たとえば、「最近、急に耳鳴りが止まらない」と外来を訪れた50代の女性は、更年期障害の症状も特になく、検査をしても心身に問題はまったくありませんでした。

ただ、よく話を聞いてみると、非常にきれい好きで、当時ちょうど人気が出始めていたロボット型掃除機を1日中稼働させ、さらにコードレスのサイクロン式掃除機でしょっちゅう気になるところを掃除していらっしゃいました。

調べてみると、ロボット型掃除機の音は80〜95デシベル。吸引力の高さで有名な、そのサイクロン式掃除機音は90〜95デシベル。

たとえ同じ90デシベルの掃除機を2台同時に使っても、2倍うるさくなるわけではありません。デシベルでいえば、10デシベル増える程度です。

したがって、この女性の場合も、2つ同時に使ったのが問題なのではなく、毎日四六時中掃除機の音を聞いていたことが問題だったのです。

つまり、こうして急激に「騒音負債」がたまっていったことが耳鳴りの最大の要因だったわけです。

幸い、2つの掃除機を使い始めてからまだあまり時間が経っていなかったこともあり、掃除機の使用時間を減らし、代わりにほうきなどを使用するようアドバイスしたところ、耳鳴りは次第におさまっていきました。

ほうきをかけたり、雑巾がけをしたりして体を動かすことで、運動不足が解消され、血流がよくなったことも、耳鳴り解消につながったのかもしれません。

ヘアドライヤーは1日15分以内を目安に

もうひとつ、気をつけていただきたいのが、ヘアドライヤーです。

ＷＨＯ（世界保健機関）の「1日に許容される音曝露の目安」（↓44ページ）を見てみると、ヘアドライヤーの音は１００デシベル。わずか15分の使用で1日の許容時間を超えてしまいます。つまり、朝シャンプーしてヘアドライヤーを使ったら、ただそれだけで、**ロックコンサートに行った程度のダメージ**を耳が受けてしまうということです。

音の大きさは、**音源との距離**でも大きく変化します。

たとえば、音源からの距離が倍になれば、音の大きさ（音圧）は、4分の1になります。

ヘアドライヤーは耳のすぐそばで使うものだけに、掃除機より耳へのダメージは大きくなります。ドライヤーを使用するときは、耳栓をしたり、1回の使用時間をできるだけ短くするといった工夫をしたいものです。

女子高生のノリノリの会話には、もうついていけない!?

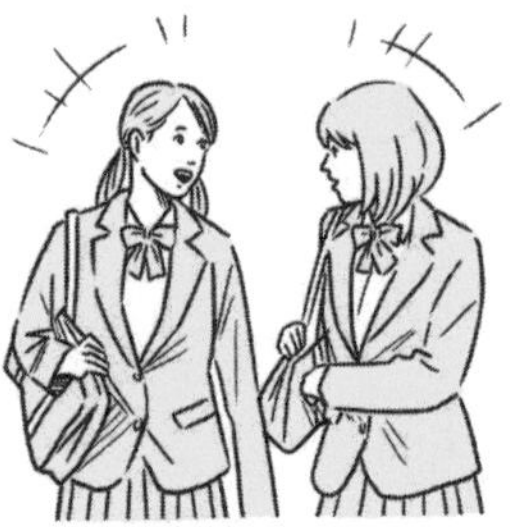

相手の高音が聞こえにくくなると、自分の声を大きくして話すようになります。その自分の声で耳が疲れてしまいます。

女子高生は、盛り上がるほど高い声になる

女子高生たちがキャーキャー騒いだり、「わかるー」「だよねー」「ウケるー」と甲高い声で盛り上がっているのを聞いて、「ついていけない」と思ったことはありませんか？

もしかすると、それも軽い難聴が始まった証拠かもしれません。彼女たちは、論理的な意味のあるコミュニケーションより、情緒的で感覚的なコミュニケーションを好む傾向があります。ちなみに、大学生になると、地方⇔都会の住まいの移動で、母語（方言）コミュニケーションから論理コミュニケーションに変化する時期であり、また大人っぽくなろうとキャーキャー騒ぐというコミュニケーションは減っていきます。

これは、サルやチンパンジーのような霊長類にみられる「クーコール」「パントコール」と呼ばれるコミュニケーション方法ととてもよく似ています。

森の中やサル山で群れを形成しているサルたちは、最初の1匹が「クー」と

鳴くと、ほかのサルが「クー」と応え、また別のサルがより高い声で「クー」と鳴く……というように、1匹ずつ順番に次から次へと鳴いてコミュニケーションをとっています。「クーコール」は、危険を知らせるなど、何らかのメッセージを伝えるために行われるわけではありません。お互いの存在や仲間同士のきずなを確認し合い、安心感を得るためのシステムだといわれています。

そのシステムが私たち人間の遺伝子にも組み込まれているのか、女子高生たちのおしゃべりも、「わかるー」「ウケるー」とより高い声で順番に同意していくことで、どんどん盛り上がっていきます。

ところが**難聴になると、高い周波数の音から順番に聞き取りにくくなっていきます**。すると、「まじぃー?」「うっそぉー」といった微妙な抑揚も聞き分けられなくなり、繊細なニュアンスの違いを感じ取れなくなっていきます。

こうなると、女子高生たちがなぜそんなに盛り上がっているのか、どのくらい盛り上がっているのか、よくわからなくなってしまいます。

もし、「次の人は、より高い声で同意する」というルールに合わない声で「わかるー」と同意してしまったら、どんどん盛り上がっていく会話の流れを止めてしまいかねません。これが、その場の雰囲気になじめず、「ついていけない」と感じてしまう要因のひとつなのです。

盛り上がるほど声が大きくなるのは、オバサンの証!?

女子高生たちが「次の人は、より高い声で同意する」のに対し、高い音が聞こえにくくなってきた女性は、盛り上がれば盛り上がるほど、「次の人は、より大きな声で同意する」ようになっていきます。

本人たちは、女子高生と同じような高い声で話しているつもりでも、「ただ声が大きくなっていただけ」ということが多いようです。

だんだん声が大きくなれば、微妙な抑揚の違いも聞き分けやすくなって好都合なのですが、自分自身の大きな声は、まわりの人はもちろん自分の耳を疲れさせる「騒音負債」になっていきます。耳と脳を鍛えるためにも、できるだけ小声で話すように心がけていきましょう。

ダジャレが次々に思い浮かんでしまう⁉

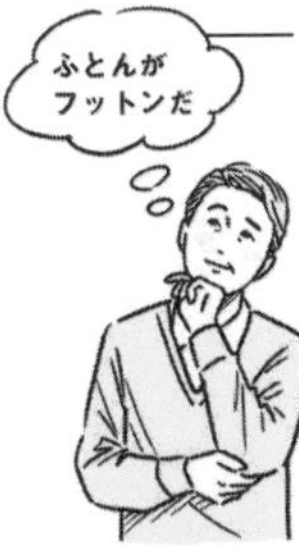

ダジャレが頻繁に出るようになったら、難聴のサイン。ダジャレは、「聞き間違い」の副産物の可能性があるからなのです。

「聞こえにくさ」がダジャレを生む

「メールばかりで滅入る（めいる）」「時計を見とけい！」といった、あまり面白くないダジャレを連発するのは中高年男性と相場が決まっています。

これは日本だけの傾向ではないようで、日本でいう「オヤジギャグ」は、英語では「いかにもお父さんが言いそうな冗談やダジャレ」という意味で、「ダッド・ジョーク（Dad joke）」と呼ばれています。

「どうしてつまらないダジャレを連発するんだ？」とまわりから引かれても、あきれられても、本人たちはめげません。むしろ楽しんでいます。

なぜなら、「あるとき」を境に、自分でも不思議なくらい次々とダジャレを思いつくようになったからです。

あるときとは、ちょうど聴力が衰え始めてきた頃。**ダジャレは、聞き間違いの副産物**である可能性がとても高いのです。

オヤジギャグやダッド・ジョークがあまり面白くないのは、単純な同音異義語だからです。私たちの脳は、はっきり聞き取れなかった言葉があると、記憶の引き出しの中から似ている言葉の候補を探し出して推理し、「きっとこれだ！」と思う言葉を選択します。

このとき、候補として出てきた同音異義語や母音が同じ言葉などが脳の中で結びつき、ダジャレを生むわけです。

ダジャレは中年男性の専売特許ではなくなる？

ここで、ひとつの疑問が浮かんできます。

聴力の衰えが原因なら、女性だってもっとダジャレを言っていいはずです。なぜ中高年の男性の専売特許のようにいわれるのでしょう？

これについては、男性と女性の脳の働き方の違いによるものではないかという説もありますが、最近になって、聴力の衰えに関する非常に興味深いデータが報告されました。

現在では、難聴に悩む患者さんの数に男女差はほとんどありませんが、約30

年前は、加齢による難聴は、男性のほうが圧倒的に多かったというのです。

実際、私が医師になった当時、難聴や耳鳴りなど耳の不調で外来に来られる患者さんの数は男性のほうが多く、「女性のほうが20歳くらい耳が若い」といわれていました。当時、喫煙者は男性のほうが圧倒的に多かったため、難聴が進行しやすかったということもあるでしょう。

男性のほうが難聴になるリスクが高かったことが、「ダジャレは中年男性のもの」というイメージにつながっていったのかもしれません。

しかし、この30年間で女性の社会進出は目覚ましく進み、管理職に就く女性の数も大幅に増えてきました。それにともない、女性の心身のストレスも、騒音にさらされる時間も増大しています。

私のまわりにいる女性の看護師さんたちの中にも、ダジャレをいう人が増えてきたように思います。

ダジャレは難聴のサインです。若い人でも、女性でも、ついダジャレが出てくるようになったら、本気で難聴対策を始めましょう。

パートナーとの倦怠期は、「難聴」が始まり!?

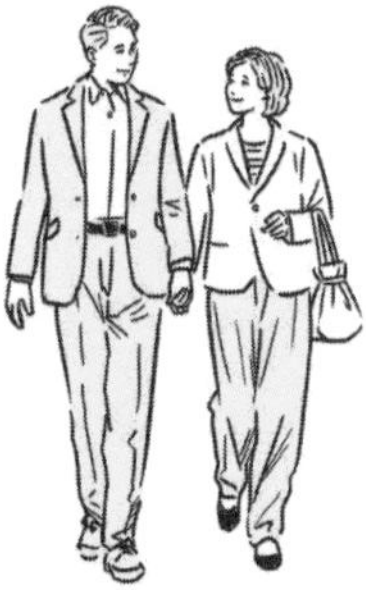

長いつき合いのパートナーが生返事しかしないことが増えたのは、よく聞こえていないだけかもしれません。

不仲の原因は「聞こえていなかった」だけかも

長年連れ添った夫婦が、定年や子どもの巣立ちを機に「熟年離婚」をする人が増えているといわれます。

最近では、離婚はしないけれど、夫婦がお互いに干渉し合うことなく、それぞれの人生を楽しむために住まいや寝室を別にする「卒婚」を選択するケースも多いようです。

もしかすると、これも難聴になる人が増えていることと無関係ではないかもしれません。高齢になってもハグやキスをするのがごく普通の欧米と違い、日本の夫婦は年齢を重ねていくにしたがって、スキンシップが減っていきます。

「聞こえ」が衰えてきた夫婦にとって、こうして物理的な距離が離れていくことは、さまざまな誤解や気持ちのすれ違いを生む火種になってしまいます。

聞こえにくくなってくると、遠くから「おーい」と呼ばれてもわかりません。少し離れた場所から話しかけられても、大事なことを聞き落としてしまうことがあります。

「話しかけても生返事しかしない」

「私の話なんて全然聞いていない」

こんな、まるで相手が自分を軽んじているかのように思える態度も、「言った・言わない」という小さないさかいも、本当はよく聞こえていないだけだった、ということがよくあるのです。

触れ合って話せば、驚くほどよく聞こえる

「言わなくてもわかる」「以心伝心」などというのは、よく見える目とよく聞こえる耳で、お互いの微妙な表情や声の変化をしっかりと把握できていればこそです。

目や耳が衰えてきたら、もっと物理的な距離を縮めて触れ合い、お互いの小さな変化を理解し合うことがパートナーとの円満のヒケツです。

まずは、二人で手をつないで歩いてみましょう。

皮膚感覚が脳に伝わる経路は、音が耳から脳に伝わる経路ととても近いので、相手に触れながらおしゃべりをすると、安心感や親しみも湧き上がり、不思議と相手の声が聞こえやすくなります。

さらに、手をつないで顔を見ながら話せば、言葉がよく聞き取れなくても表情から言葉のニュアンスや気持ちを読み取れるので、コミュニケーションがより温かいものになるでしょう。

「聞こえ」の衰えに最初に気づくことができるのは、長年のパートナーです。また、聞こえにくくなっても、手をつないでくれるパートナーがいればこんなに心強いことはありません。自分だけでなくパートナーの「聞こえ」を守ることが、お互いのためになるのです。

難聴対策をしてこそ、できる人に

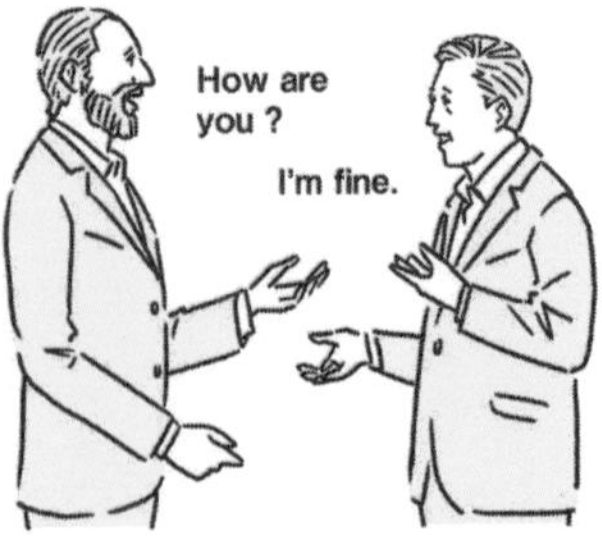

初めて耳にする言葉にとまどってしまうのは、手がかりとなる脳の記憶がないからです。

欧米のトップクラスは、50代でも補聴器を使う

欧米では、ビジネスマンや弁護士、政治家などのトップクラスの人ほど、日常生活に困らない程度の難聴でも、積極的に補聴器をつける傾向があります。

たとえば、米国のビル・クリントン元大統領が、大統領任期中の51歳から補聴器を使い始めたというのは有名な話です。

責任の重い立場にいる人ほど、正確で高度な情報収集力、判断力を求められます。重大な局面で「聞こえなかった」「聞き間違えた」では済みません。ですから、ごく軽い難聴でも、補聴器をつけていないと「無責任だ」と非難されかねません。

逆に、軽い難聴でも補聴器を使用していれば、「態勢は万全だ」「何ひとつ聞き逃すつもりはないぞ」という無言の意思表明と受け止められます。

日本でも、「太っていない・喫煙者ではない・歯並びが美しい」といったことがセレブやエグゼクティブたちのステータスであり、これらの条件をクリア

していないと自己管理能力を問われるというのは、よく知られています。

欧米では、難聴対策も出世と成功の基本的条件のひとつなのです。

新しい言葉を覚えられなくなる!?

難聴だと出世や成功が難しくなってしまう理由は、「聞こえにくいから」というだけではありません。

よく知っている言葉なら、一部の音が聞こえなくても、記憶の引き出しから似た言葉を引っ張り出して、推測することができます。

でも、一度も聞いたことのない言葉となると、そうはいきません。

最初は、「新しい言葉が聞き取りにくい」と感じるだけかもしれません。でもそのうち、「新しい言葉がすっと頭に入らない」「一度聞いたはずなのに、あれ、なんだっけ?」ということが増えていきます。

たとえば、最近は「アイティー（ＩＴ）」や「アイオーティー（ＩｏＴ）」など、似たような音のカタカナ用語がビジネス会話やニュースの中にしょっちゅう登場します。

「聞こえ」の問題を放置していると、「文字で読めば楽勝なのに、耳で聞くとさっぱり頭に入ってこない」「会話のスピードについていけない」ということも起こってきます。

中高年になってから英会話を勉強し始めた人が、「記憶力・学習力が落ちてきた」「若い頃のようにはいかない」と感じるのも、その典型的なパターンといえるでしょう。

耳を鍛えれば、それだけ長く社会で活躍できる！

実は、世界中の言語の中でも、**日本語はもっとも低い周波数帯を使用する言語です。**もっとも高い周波数を使用する言語は英語です。

おかげで、高い周波数の音から聞こえにくくなってきても、日本語で会話している限り、英語圏の人ほど不自由を感じません。

これも、日本人の難聴対策に対する意識が欧米人に比べて大きく遅れてきた理由のひとつでしょう。

実際、70代、80代になっても「日常生活ではそれほど困らない」「補聴器は年寄りっぽいからつけたくない」という人が少なくありません。

しかし、超高齢社会に突入した今、難聴対策は「定年後の長い人生をどう生きるか」を左右する大きな課題となっています。

体力も、能力やスキルも十分にあるにもかかわらず、65歳以上の再雇用がなかなか実現せず、社会で活躍できない一番の理由は、難聴ではないかと、私は考えています。

自分より若い世代ともスムーズにコミュニケーションできて、新しい言葉もどんどん吸収できる。そして、社会でも思いきり活躍できる。そんな最強の高齢者になるためにも、できるだけ早い段階から耳を鍛えていくのがいいのです。

Part 2

知っているだけで耳がよくなる「聞こえ」のしくみ

耳と脳の両方がうまく働くと「耳がいい」

「耳がいい」というのは、どういう状態のことをいうのでしょうか。

耳は音を集め、調整し、電気信号に変換するための「臓器」です。実際に聞いているのは、脳です。

耳は皮膚の一部。聞いているのは脳

「耳とは何か？」を知るには、赤ちゃんが母親の胎内で人間らしい姿カタチになっていく過程をみるとよくわかります。

ヒトは、最初はたったひとつの受精卵です。この受精卵が何度も細胞分裂を繰り返すと、まだ人間らしいカタチになっていない、全長1ミリほどの「胎《たい》芽《が》」と呼ばれる状態になります。

この「胎芽」の表面がやがて皮膚や脳になり、皮膚の一部が変化して目や耳、鼻などの感覚器になっていきます。

つまり、皮膚と脳は同じルーツのもの。そして耳は皮膚の一部ですから、脳とも同じルーツでつながっている、とても近しい存在といえます。このことは「聞こえ」のしくみを考えるうえでとても大切なことなので、よく覚えておいてください。

さて、こうしてできた耳は、**外耳《がいじ》・中耳《ちゅうじ》・内耳《ないじ》**の3つに分けられます。

外から見える部分は、外耳の一部で「耳介《じかい》」と呼ばれます。

音は「耳介」から入って中耳・内耳へと伝わっていき、内耳にあるカタツムリのような形の管「蝸牛《かぎゅう》」に到達します。

ここで電気信号に変換され、聴神経に伝わって脳に達することで、私たちは「音が聞こえる」と認識します。

私たちは「音がよく聞こえる」ことを、「耳がいい」と表現しますが、耳は音を集め、調整し、電気信号に変換するための「臓器」であって、**実際に聞いているのは脳です。**

「耳がいい」＝「よく聞こえる」というのは、耳と脳の両方がうまく機能し、うまく連携しているということ。脳がきちんと音の情報を受け取って、音が発生している場所や状態、意味などを理解できるということです。

《 聞いているのは、耳ではなく脳 》

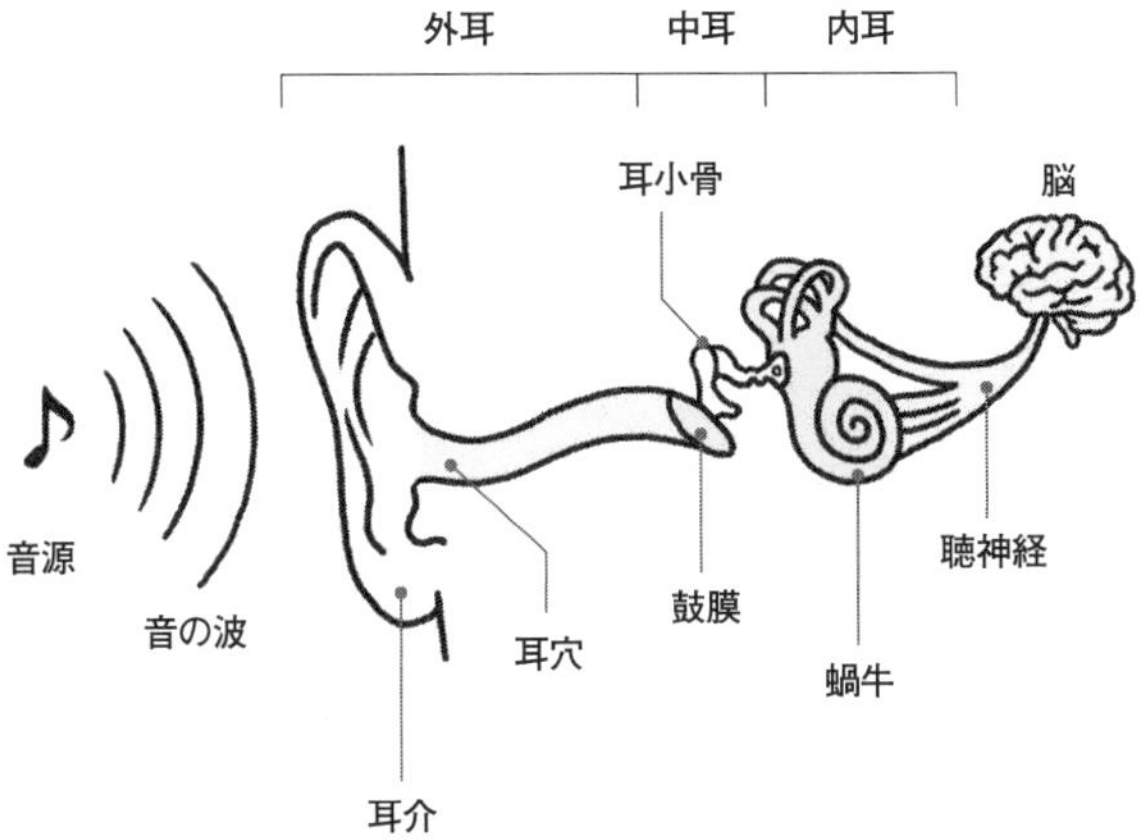

そもそも「音」は存在しないもの

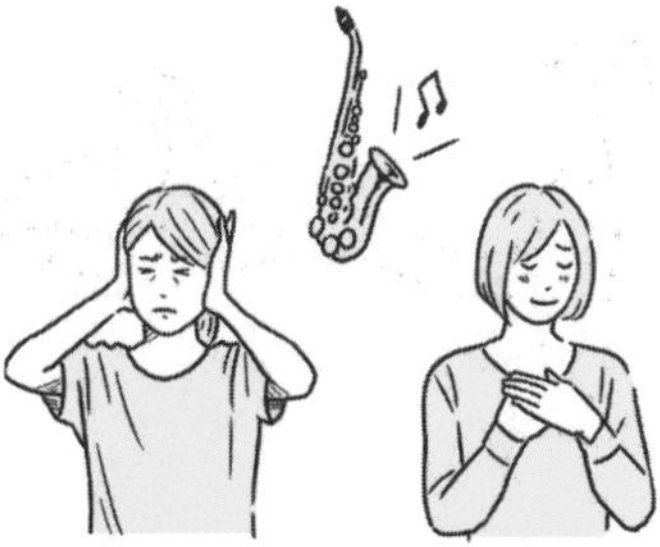

私たちの耳は、魚のエラや側線が進化したもの。音を聞くということは、空気の振動を感じ取っているということです。

音とは振動のこと

私たちがふだん「音」と呼んでいるのは、「空気の振動」のことです。「振動」とは、圧力が変動するときに起こる波のようなもの。

地上で生きている私たち人間は、ふだん空気（大気）の振動で「音」を感じ取っていますが、振動を感じる方法はほかにもあります。

たとえば、水の中で生きている魚は、体の側面にある「側線《そくせん》」というウロコで水の振動を感じ取っています。それによって水流の方向やスピードなどを知り、水流に逆らうように泳ぐことでエラから酸素を取り込んでいます。

ですから、魚にとって、振動を感じることは生きること。振動を感じられなくなったら酸素を取り込むこともできず、泳ぐ方向もわからず、生きていけなくなってしまいます。

ちなみに、外耳・中耳・内耳からなる私たちの耳は、魚のエラや側線が進化したものです。

魚が水の振動を感知できないと生きていけないように、ヒトにとって**空気の振動を感じること**は、生きるうえでとても重要なことです。

人の声、木の葉がカサカサと揺れる音、金属が何かにぶつかる音、楽器の音色など、あらゆる音を空気の振動によって感じ取り、たくさんの情報を受け取ることが、よりよく生きることにつながります。

では、生まれつき耳が聞こえない人は？　と心配する必要はありません。耳が聞こえなくても、**肌や骨に伝わる振動で音を感じることができます。**

最近は骨伝導補聴器や骨伝導ヘッドホンなども登場し、音を聞くための手段を選ぶことができるようになっています。

本当は、音なんてこの世に存在しない

骨伝導ヘッドホンは、骨に振動を伝えて音を聞くため、普通のヘッドホンのように「音漏れ」しません。

骨を伝わってきた振動が耳の中で電気信号に変換され、脳に伝わった結果、

脳が「音」として認識しているだけだからです。

そういう意味では、この世にはもともと「音」など存在しません。

難聴や耳鳴りも、厳密にいえば、「音」が聞こえなくなるというより、以下のようなトラブルで起こります。

「耳の、振動をキャッチする機能に問題がある」

「耳の、信号を電気信号に変換する機能に問題がある」

「脳の、電気信号を認知する機能に問題がある」

また、脳が音を認知して「聞こえる」と思っても、その聞こえ方は、人それぞれです。

音の大きさ（ラウドネス）、高さ（ピッチ）、音色（トーン）、抑揚（イントネーション）をどう感じるかはもちろん、心地良いか不快か、好きか嫌いかなどはその人だけの感覚です。**同じ聴力の人たちが同じ音を聞いても、同じように聞こえているとは限りません。**

そこが、難聴対策の難しい点なのです。

音の強弱、高低をあらわす単位

デシベル（dB）は、音の強さ・大きさ（音圧）をあらわす単位、ヘルツ（Hz）は音の高さ・低さをあらわす単位です。

音の強さ・大きさをあらわす「デシベル」

「聞こえ」に関する話には、よく「デシベル」や「ヘルツ」といった単位が登場します。そこで、ざっと解説しておきましょう。

デシベル（dB）とは、音の強さ・大きさ（音圧）をあらわす単位です。

たとえば、ヒトのささやき声は約20デシベル、普通の会話の声は約60デシベル、電車内の音は約80デシベルです。

数値だけで見ると、そんなに大きな差を感じないかもしれませんが、「**耳で感じる音のエネルギーは、音圧の二乗に比例する**」という法則があります。

つまり、20デシベル違えば、私たちの耳には10倍大きく感じられ、40デシベルの差なら100倍、60デシベルの差なら1000倍も強大に感じます。

また、「**音圧は距離の二乗に反比例する**」という法則もあります。

つまり、音源からの距離を2倍にすれば、音の大きさ・強さは4分の1になるというわけです。

音の高さ・低さをあらわす「ヘルツ」

一方、「**ヘルツ（Hz）**」は音の高さ・低さをあらわす単位です。

音の高さ・低さは、空気が振動する速さで決まります。

1秒間に空気が振動する回数（周波数）が多いほど、「音が高い」と感じ、ゆっくり振動するほど「音が低い」と感じます。

ただし、ヒトが耳で聞き取ることができるのは、20ヘルツ～2万ヘルツの範囲だけです。

そのため、イルカやコウモリのように超音波を聞き取ることはできません。その代わり、20ヘルツ未満の低い音は、皮膚感覚（体性感覚）で感じ取ることができますし、2万ヘルツ以上の高い音は、光や色として感じ取ることができます。

音の単位

デシベル(dB)

**音の強さ・大きさ(音圧)を
あらわす単位**

ヘルツ(Hz)

音の高さ・低さをあらわす単位

音が聞こえるしくみ ①耳は超優秀な音響システム

音は空気の振動で、それを聞こえると認識するのが脳なら、耳にはどんな役割があるのでしょうか。耳は音を集める、音質の補正や改善をするなど、音響システムの役割を担っています。

中耳は雑多な音を整える「天然のイコライザー」

「音」は「空気の振動」であり、それを「聞こえる」と認識するのは脳です。

では、耳の役割はいったい何でしょう？

耳は外耳・中耳・内耳のそれぞれが、非常に優秀な音響機器です。

その様子を順番に追っていきましょう。

まず、外耳は音を集める「集音器」です。体の外に飛び出している「耳介」で集められた音は、細い「外耳道」を通ることで15デシベルほど増幅されて「鼓膜」に到達します。

鼓膜の先は、**〝天然のイコライザー〟**である中耳です。

ここには、「ツチ骨」「キヌタ骨」「アブミ骨」の3つの「耳小骨《じしょうこつ》」が連なっています。耳小骨は奥に行くほど小さくなっているため、振動のエネルギーが凝縮されてだんだん大きくなり、最終的に約27デシベル増幅されます。

また、Ｐａｒｔ１でもご紹介したように、一番奥の「アブミ骨」には「アブミ骨筋」という筋肉がくっついていて、過大な音を感知するとキュッと収縮します。鼓膜を抑え込んで、音の振動を小さくする役割も果たしています。

このように、中耳は単なる音の通り道ではありません。

耳の外には、さまざまな大きさ・さまざまな高さの音の振動が、バラバラに存在しています。そこで、増幅したり減衰したりして整え、耳を守っているわけです。

内耳には原始の海がある

アブミ骨を通過すると、その先は内耳です。

内耳には、カタツムリのような形の「蝸牛」と呼ばれる渦巻き管があり、その中はリンパ液で満たされています。

魚の場合、体の側面のウロコ「側線」で水の振動を感じているという話を覚えていますか？

生物の進化の過程で魚が陸に上がったとき、この側線がぐるぐると巻かれてできたのが蝸牛です。

魚の側線は、水の中でないと振動を感じられません。そこで、空気の振動を水の振動に変換できるように、蝸牛の中にリンパ液の海がつくられたのではないかと考えられています。

せっかく空気の振動を感じられるように進化したのに、わざわざまた水の振動に変換するとは、まるで進化の流れに逆行するようなシステムです。

そういえば、ヒトは、母親の胎内でも羊水の海の中で暮らします。もしかすると、どんなに進化しても太古の海の記憶を忘れないようにという、神の配慮なのでしょうか？

さて、空気の振動は、水の中に入ると減衰してしまいます。ところが、**あらかじめ外耳と中耳で振動が増幅されていますから、「外界の音」と「脳に伝わる音」は、ほぼ同じ大きさ・強さになります。**

本当によくできた、不思議なシステムです。

有毛細胞が高速ダンスで発電！

蝸牛には、振動を電気信号に変換するシステムも備わっています。

蝸牛の内壁を見てみると、約2万個もの「**有毛細胞**」が4つの列をつくってギッシリと並んでいます。有毛細胞とは、数十本の毛が生えている細胞で、蝸牛内には2種類の有毛細胞がいます。4つの列のうち、内側の1列は「内有毛細胞」、外側の3列は「外有毛細胞」。

両者は、アブミ骨筋から伝わってきた振動がリンパの海を揺らすと、まるでダンスを踊るように激しく揺れ動きます。

特に、外有毛細胞のダンスの激しさはハンパではありません。「モータータンパク」というタンパク質のモーターを持っており、水の波動を感じると1秒間に最高2万回もの超高速でピョコピョコと縦ノリのダンスを踊り始めます。

この激しいダンスによって水の振動が電気信号に変換されると、内有毛細胞が感知して聴神経を通して脳に伝えます。

《 有毛細胞の激しいダンス 》

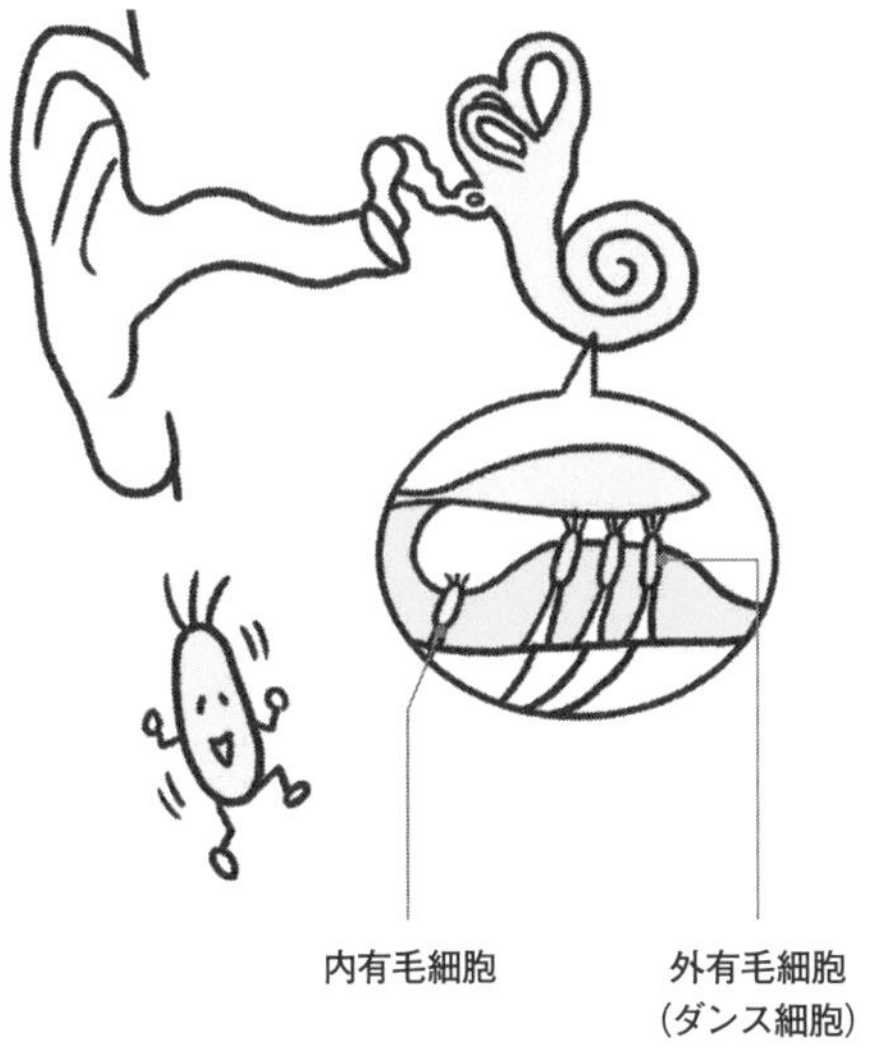

音が聞こえるしくみ
②脳が「音」を認識するまで

空気の振動であった単なる音は、脳に到達すると「意味のある音」になります。そこから言語として捉える言語系ルート、音の快・不快を認識する感情系ルートに分かれていきます。

「感情系」と「言語系」の2つのルートがある

有毛細胞が音（振動）を電気信号に変換すると、耳の仕事はひとまず完了。ここからは脳の仕事です。

「空気の振動」にすぎなかった「単なる音」は、脳に到達すると記憶や言語と結びついた「意味のある音」になっていきます。

音の電気信号は、聴神経や脳幹《のうかん》を通り、脳の中心部にある「視床《ししょう》」に届きます。ここは「**脳の玄関口**」とも呼ばれ、五感から得た感覚情報のほとんどは、いったん脳幹を経由してから大脳の各所へ送られます。

そのため、耳で得た聴覚情報は、たいていほかの感覚情報とクロスオーバーするわけです。

視床を通過すると、「感情系ルート」と「言語系ルート」の2つのルートに大きく分かれていきます。

「感情系ルート」は、「大脳辺縁系」に直結するルートです。

大脳辺縁系は、サルや犬、トカゲのような動物も共通して持っていることから〝原始的な脳〟と呼ばれる部分で、心地いいか不快か、好きか嫌いかなど、音を直感的、本能的、情緒的に処理します。

一方、「言語系ルート」は、音を「意味のある言語」として認識するためのルートです。

言語系ルートは、視床を出ると大脳皮質のウェルニッケ野（言語情報、論理）で「言葉」として処理され、もう一方は、左一次聴覚皮質（周波数、音の高低）の情報から、左縁上回《えんじょうかい》や左角回《かくかい》（リズム、抑揚）を回って扁桃体《へんとうたい》（好き嫌い）に向かい、感情（情動）として処理されます。最終的に言語系ルートと感情系ルートの2つの情報を統合して、論理と感情の合わさったコミュニケーションを成立させていきます。

サルやチンパンジーのような、ヒト以外の霊長類は「感情系ルート」がメインで、論理は苦手です。言語系ルートを巧みに使うことが、ヒトがヒトたる所以《ゆえん》なのです。

《 音は「感情系ルート」「言語系ルート」をたどってくる 》

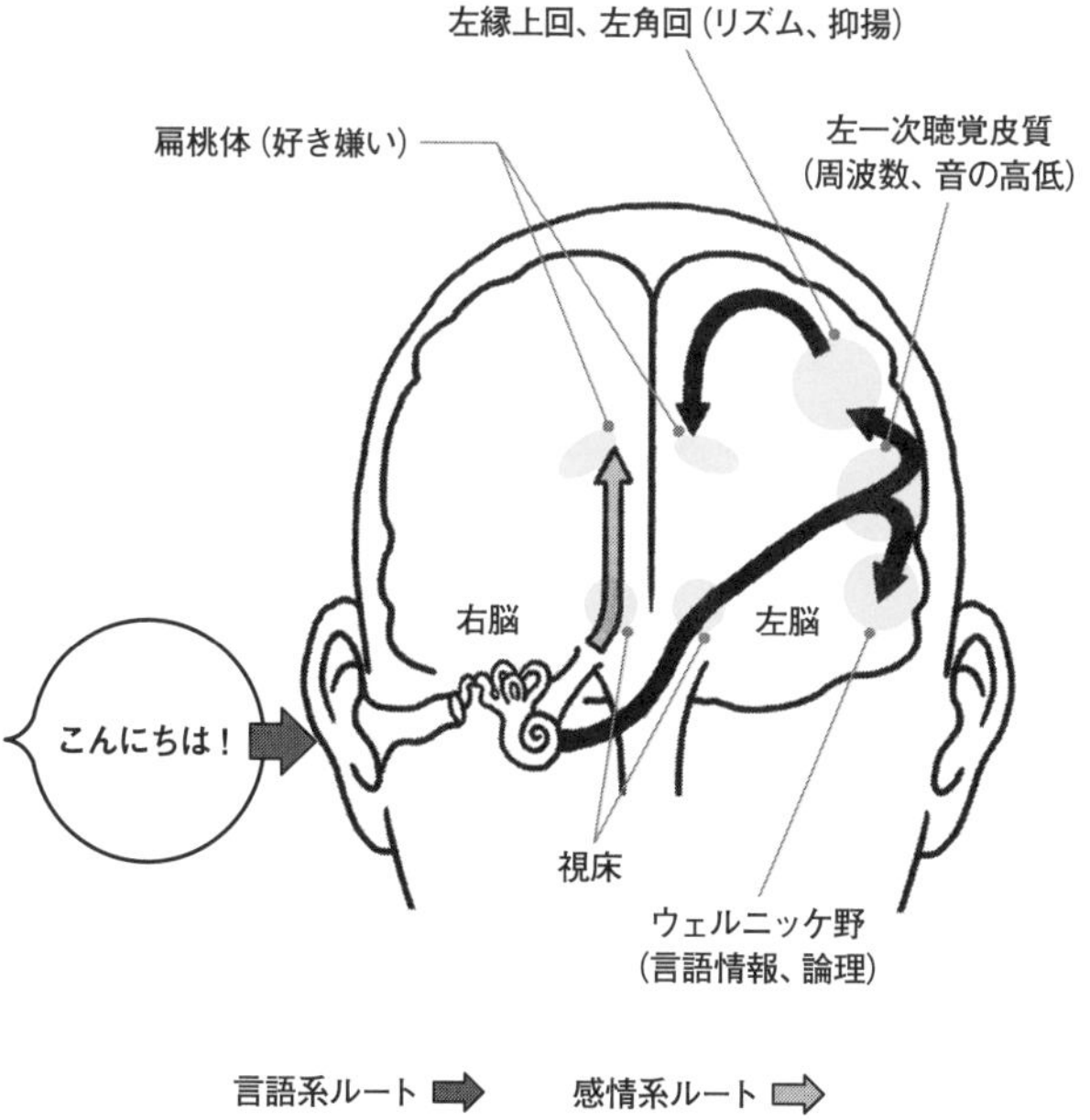

「聞こえ」が衰えると感情的になる？

加齢とともに「聞こえ」が衰えてくると、脳への刺激が減っていくだけでなく、言葉の意味を素直に正しく受け止めることも難しくなってきます。

その結果、**「感情系ルート」が過剰に働くようになり、反射的になって理性ではなく感情でしか音に反応できなくなっていきます。**

また、私たちの記憶は、新しいもの、必要なもの、印象的なものは大脳辺縁系の海馬《かいば》で整理整頓され、ファイルされます。そして、古くなったもの、あまり使わないものは大脳皮質の倉庫に転送されてファイルされていきます。

ところが、「感情系ルート」がメインになってしまうと、大脳皮質を経由しないので、古い記憶を引っ張り出してあれこれ推理したり、判断したりすることが難しくなってきます。

すると、やる気や集中力、記憶力が一気に衰える要因になっていきます。その結果、抑うつや躁うつなどに発展してしまうことも珍しくありません。

逆に、「逆行性健忘」といって、古い記憶はよく覚えているのに、「昨日の夕飯のメニューが思い出せない」ということも、よくあります。

これは、記憶をしまっておく場所がいっぱいになって新しい情報が入らなくなり、海馬にストックしていた過去の印象的なできごとだけが残って起こる現象です。

「聞こえ」の問題を放置していると、抑うつや躁うつ、認知症のリスクが高まってしまうのも、睡眠障害やだるさ、痛みやしびれといった**耳とは関係のない不調を招いてしまうのも、このような脳の働きの変化が関係しています。**

耳を守り、「感情系ルート」と「言語系ルート」がバランスよく働く脳を維持していきましょう。

高い音から聞こえにくくなる理由

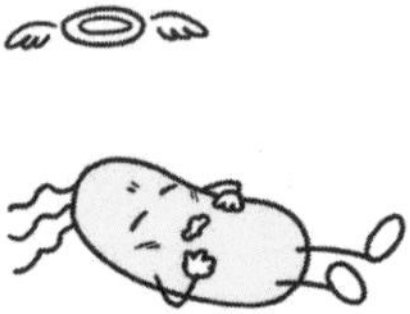

聞こえにくくなることと明らかな相関関係があるのは、「騒音」と「動脈硬化」です。

難聴は、有毛細胞の過労死が原因⁉

以前は、年齢とともに「聞こえ」が衰えていくのは自然な老化現象だと考えられていました。中高年になって難聴になっても、「歳のせいだから、仕方がない」といわれてきたのです。

ところが、2007年に発表された日本の国立長寿医療センターの疫学調査の結果で、それが間違いだったことが明らかになりました。**難聴と明らかな相関関係があるのは「騒音」と「動脈硬化」の2つだけ**だとわかったのです。

では、この2つはどのようにして難聴を招くのでしょうか？

ここでもう一度、先ほどご紹介した外有毛細胞を思い出してください。

蝸牛の内壁には、外有毛細胞が3列、内有毛細胞が1列、整然と並んでいます。そして、蝸牛内のリンパ液に音の振動が伝わると、激しいダンスを踊って振動を電気信号に変換します。

騒音が難聴を招くのは、外有毛細胞が超高速ダンスで疲れ果て、毛が抜け落

ちたり、折れたりして、正常にダンスを踊れなくなってしまうから。最悪の場合は過労死してしまいます。

動脈硬化も、外有毛細胞の大敵です。血管が硬く分厚くなって血流が滞ると、十分な酸素と栄養が届かなくなり、やはり脱毛の原因になってしまいます。

運動不足や睡眠不足、不規則な生活、肥満、肩こりなどによる代謝の低下や血流の悪化も、有毛細胞の劣化を早める要因になります。

加齢性難聴も、その原因は加齢そのものではなく、長年にわたって有毛細胞を酷使した結果と考えられています。

「高音担当」の有毛細胞ほど、疲れやすい

有毛細胞は、蝸牛のどのあたりにいるかで、担当する周波数がだいたい決まっていて、入り口に近いものほど高い周波数の音、奥に近いものほど低い周波数の音を担当しています。

高い音から聞こえにくくなっていくのは、「高音担当」の有毛細胞ほどダン

スする機会も多いため、エネルギー消費量も多く、過労死しやすいからです。

そのうえ、大きな音を長時間聞き続けたり、油っこい食事や運動不足など、動脈硬化を招くような生活習慣を続けたりすると、さらに有毛細胞の寿命を縮めてしまいます。

有毛細胞は不死身ではありません。いったん過労死してしまったら、生き返らせることは不可能です。

難聴を予防するということは、有毛細胞を長生きさせるということ。

もし、すでに過労死した有毛細胞が増えていて聞こえが悪くなっているなら、それ以上、有毛細胞を疲れさせないことが大切です。

騒がしくても
無音でも、
「聞こえ」は悪くなる

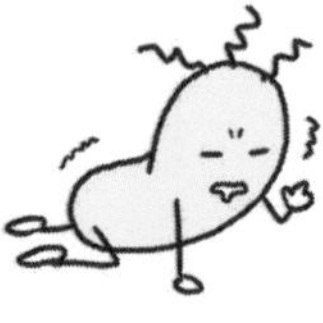

無音でも難聴になる可能性があります。耳の細胞が自ら代謝をやめて機能を停止し、自殺してしまうのです。

爆音を聞いたら、48時間は耳を休めよう

爆発事故などで爆音にさらされたり、ライブハウスの巨大スピーカーで120デシベル以上の強大音に直撃されたりすると、一瞬にして有毛細胞は抜け落ちてしまいます。

その結果、キーン、ザーっという耳鳴りに悩まされたり、耳が詰まったような感覚に襲われたりしますが、ふつうは2日もすれば自然に回復します。

これは、有毛細胞の毛が抜け落ちては生えるというサイクルを約48時間で繰り返しているからです。

そういうときは、とにかく耳を休めること。少なくとも48時間は大音量で音楽を聞くのは避けて、静かな環境で過ごしましょう。2日続けてライブハウスやクラブ、カラオケに行くのも厳禁です。

疲れ果てた有毛細胞は、その後1週間くらいひどい虚血や酸欠が続くとアポトーシス＝自殺するといわれています。過度の飲酒や喫煙も控えましょう。

ある日突然、片方の耳が聞こえなくなってしまう原因不明の耳の疾患「突発性難聴」も、回復するか否かは発症から48時間、遅くとも1週間が勝負だといわれています。

もしやと思ったら「様子をみよう」などと思わず、できるだけ早く受診して治療を開始しましょう。

48時間音のない世界にいると、難聴になる

自然界には、「完全な無音」は存在しません。

たとえ人気のない山奥でも木の葉を揺らす音、せせらぎの音、生命が息づく音が聞こえてきます。

たとえば、魚は水の振動を感じ、それに逆らって泳ぐことで生きています。もし、水の振動を感じられなければ生きていくことができません。

ヒトも太古の昔から敵が迫ってきていないか、安全かを音で察知してきました。音を手がかりに厳しい環境の中で生き延びてこられました。ですから、音

のない静か過ぎる環境では、むしろ不安になってしまいます。

仕事や勉強も、適度な雑音のあるカフェなどのほうが、効率が上がるということもあります。

生命にとって音があるのは自然なこと。音を感じられなくなるのは、死ぬときだけなのです。

そんな生命と音との不思議な関係のせいでしょうか。人工的にまったく音のない世界をつくり、その中で48時間過ごすと、有毛細胞が自ら代謝をやめて機能を停止し、休眠状態に陥ります。さらにその状態が続くと、自ら生命活動をやめて自殺してしまいます。これを、**アポトーシス**と呼びます。

騒々しいのも、無音状態もダメ。自然界の音が適度に聞こえる環境が、耳にとって一番いい環境なのです。

聞きたい音が よく聞こえるのは 「無視する力」があるから

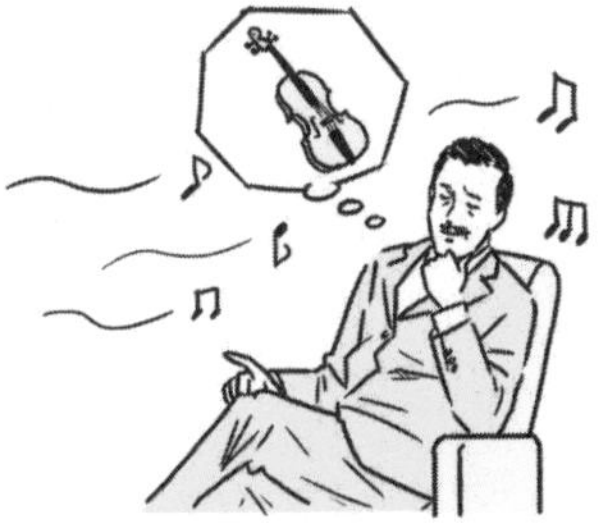

好きな音だけを拾う力を耳は持っています。必要な音だけを選んで、不要な音を無視する力があるのです。

聞きたい音だけを聞く、不思議なチカラ

私たちが暮らす環境は、音であふれています。しかも、それぞれ音の大きさ（ラウドネス）も、高さ（ピッチ）も、音色（トーン）も異なります。

そんな雑多で膨大な音の情報が、何の予告もなく、何の秩序もなくいっせいに頭の中に入ってきたら、脳はオーバーワークで間違いなくパニックになってしまうでしょう。

そうならないのは、音を拾い集めて感知するだけでなく、「**無視する力**」が備わっているからです。

たとえば、人が大勢いる広いパーティー会場で、「離れた場所にいても、好きな人の声だけは聞こえる」という経験をしたことはありませんか？

考えてみれば、たとえ至近距離で会話をしていたとしても、空調の音、食器がカチャカチャと鳴る音、他人の会話の声や笑い声などで騒々しい場所で、相手の声がちゃんと聞こえるというのは、それだけでとてもすごいことです。

また、オーケストラがいっせいに音を奏でていても、バイオリンが好きな人はバイオリンの音だけをピックアップして聞くことができますよね。**聞きたい音がハッキリと聞こえるのは、必要な音だけを選択し、不要な音を無視する力があってこそ。**

無視する力は、「**健常な聞こえの本質**」といってもいいでしょう。

難聴になると無視できなくなる！

この「無視する力」には、2つの力が働いています。

ひとつめは、**有毛細胞の働き**です。先ほどお話しした外有毛細胞ではなく、内有毛細胞がその役割を担っています。内有毛細胞には、先行する一番大きな音を優先し、その他の音に対しては外有毛細胞がダンスをしないよう抑制する力が備わっています。そのおかげで、私たちにとってあまり意味のないノイズは、たくみにフィルターにかかって消去されます。

2つめは、**脳の力**です。脳の最高中枢として働く前頭葉が、すばやく不要な音のパターンを分析し、価値があるか、意味があるかを判断して、不要なものを無視していきます。

聴力が衰えてくると、無視する力も弱まります。すると、不要なノイズまで入ってきて、ストレスを感じるようになっていきます。このとき、脳が「もっとちゃんと聞こう」と必死になればなるほど、音に対して過敏になる「**音過敏**」という状態が生じます。

耳鳴りがしたり、「なんだかやたらと音が耳につく」と感じるのは、初期の難聴の典型的な症状です。

赤ちゃんは、泣いて耳を守る

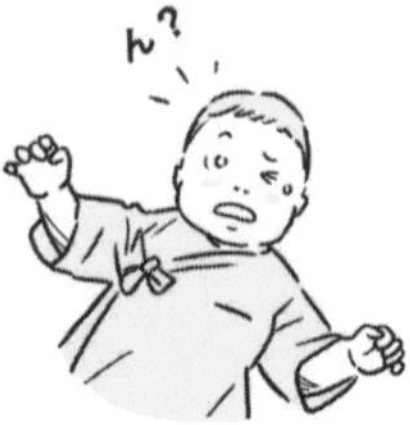

「自分の大声」で耳が遠くなることはありません。「アブミ骨筋」が耳に伝わる音の大きさを小さくしてくれているのです。

呼吸をしながら声を出せるのは、新生児のときだけ

お母さんのおなかの中にいるとき、赤ちゃんは羊水の海の中に浮かんでいます。それでも、お母さんの声は「骨伝導」で、外界の音は羊水を揺らす振動で、ちゃんと聞いています。

といっても、ほとんどはお母さんの心臓の拍動や血液が流れるゴーゴーという雑音のような音です。

では、この世に生まれて初めて聞く音は、どんな音なのでしょうか？

それは、自分の声です。

実際にやってみるとわかりますが、私たちは「息を吸いながら声を出す」ということができません。これは、「言葉を話す」という特殊能力を手に入れた人類だけにみられる特徴です。

ところが、生まれたばかりの赤ちゃんは、呼吸器も喉の構造も未熟で、息を吸いながらでも声を出すことができます。

そのため、生まれて初めて空気を吸ったときも、同時に声が出てしまいます。これが、オギャーという産声です。

その自分の声にビックリしてしまい、さらにオギャー、オギャーと泣きますが、やがて「呼吸をするとき声が出るんだ」と気づき、呼吸のやり方を自然に学び、泣き止んでいきます。

自分の声では難聴にならない

ちなみに、産声はだいたい60〜70デシベルくらい。その後だんだん大きな声が出せるようになり、オムツが濡れたときなどは、90〜100デシベルくらいの大音量になります。

まわりの人にとっては難聴になりかねないレベルの騒音ですが、赤ちゃん自身が自分の声で難聴になることはありません。

なぜなら、自分が声を出しているときは、中耳の中にあるアブミ骨筋がキュッと収縮して鼓膜を抑え込み、内耳に伝わる音の大きさを小さくしてくれるから。要するに、**アブミ骨筋が「天然のイコライザー（音響装置）」として働いてくれるのです。**

たとえ、すぐそばでほかの赤ちゃんが大音量で泣いても、掃除機やドライヤーの音が耳に入ってきても、たいていはビックリして泣いてしまうので、赤ちゃんの耳がダメージを受けることは滅多にありません。

赤ちゃんは、泣くことで自分の耳を守っているというわけです。

大人も、口論になって大声で怒鳴っても、自分の声で難聴になることはありません。そもそも、**アブミ骨筋は幸せな気分のときはリラックスしてゆるみ、ストレスを感じて緊張しているときはキュッと収縮します。**

そのため、口論がエスカレートして興奮しているときは、自分で思っているより大きな声になっているはずです。まわりの人のためにも、声を荒らげたりせず、冷静に話し合いたいものですね。

耳のトラブルは、体の不調とリンクする

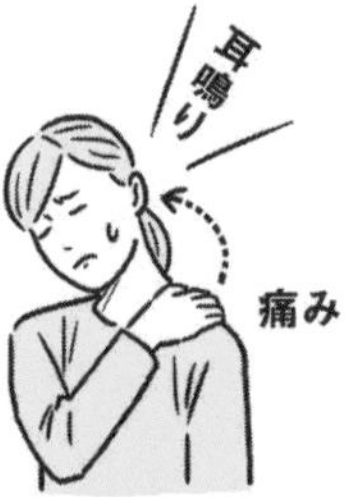

不快なことや、頭痛、肩こり、腰痛、生理痛などの痛みは、脳を伝わり、耳の不調とつながります。

女性ホルモンが不安定だと、耳鳴りが1000倍になる!?

思春期の女の子が、お父さんにちょっと触れられただけで「いやー!」と激しい拒否反応を示したりするのは、なぜだと思いますか?

お父さんにしてみれば「そんなに嫌がらなくても……」とショックでしょうが、これもまた、脳のしわざなのです。

女性ホルモンのバランスが不安定になると、別名「幸せホルモン」とも呼ばれる脳内物質「セロトニン」が不足しがちになります。

セロトニンは、ストレスに対抗する役割も果たしているので、セロトニンが不足するとストレス制御がうまくいかなくなり、五感で感じるストレスが増幅されて、100倍にも1000倍にも感じることがあります。

つまり、思春期の女の子たちは、何も大袈裟に「いやー!」と騒いでいるわけではなく、お父さんがちょっと触っただけで、100倍も1000倍も触られたような強いストレスを感じているのかもしれないのです。

これは、女性ホルモンのバランスが不安定な思春期と更年期の女性によくみられる現象です。そして、これとまったく同じ現象が、脳と密接な関わりのある聴覚ではよく起こります。その典型的な症状が、「**耳鳴り**」や「**音過敏**」です。

耳鳴りには、ゴーゴー、ザーザーと心臓の鼓動のように脈打つ一定のリズムで刻まれる「拍動性耳鳴り」と、一定のリズムのないキーン、ジーという外界にはない音が聞こえる「非拍動性耳鳴り」があります。

たとえば、拍動性耳鳴りは、ふだんは無視している心臓や血管が脈打つザーザー、ゴーゴーという音が意識の表層に上がってきて無視できなくなった状態です。女性ホルモンの乱れや睡眠不足、不規則な生活、痛みやしびれなどで脳内のセロトニンが不足していると、音に対して過敏な状態、音過敏になり、血管の中を流れる血液の音が100倍にも1000倍にも増幅されて感じられるようになります。

体の痛みが耳鳴りに化ける!?

また、頭痛や肩こり、腰痛、生理痛などの痛みが、キーン、ジーといった電子音のような非拍動性耳鳴りを引き起こすこともあります。

「耳は発生学的には皮膚の一部」なので、聴覚は体性感覚（皮膚感覚）の影響を受けやすく、たとえば「肩が痛い！」というシグナルが慢性的に続いているときは、その痛みの感覚が聴覚に入り込んでしまうことがあります。

痛みが耳鳴りに化けるといってもいいでしょう。

特にすでに軽い難聴になって音過敏になっているときは、脳の情報処理能力がエラーを起こしてしまい、痛みと耳鳴りが両方増幅されてしまい、慢性化してしまうこともあります。

痛みも耳鳴りも目では見えません。そのことがストレスとなって、増幅してしまうことも……。しかし、このような脳のしくみを知っていれば、痛みや耳鳴りを意識下に鎮めることもできます。耳と体の不調には密接な関係があることを、しっかり認識しておきましょう。

長時間の
デスクワークで、
聞こえにくくなる

平衡感覚を保つことは、耳の大きな役割です。

「長時間同じ姿勢」が続くと、耳の機能がうまく働かなくなり、聞こえにくくなる、耳鳴りがする、めまいといったことが起こります。

「平衡感覚」は、姿勢を保つためにも欠かせない！

平衡感覚＝バランス感覚を保つことも、耳の重要な働きのひとつ。その中枢となっているのが、内耳の蝸牛の手前にある「前庭」という部分です。

前庭には、頭や体の傾きを感知する「耳石器」と、右を向いたり左を向いたりしたときの頭や体の回転を感知する「三半規管」があります。

この2つのうち、耳石器は、私たちの姿勢や聴力とも密接な関わりがあります。耳石器は、内耳の中にあるカタツムリ形の渦巻き管、蝸牛の手前にある袋状の器官で、その底には有毛細胞が並んでいます。

この有毛細胞は、頭の毛の部分がゼリー状の粘膜でおおわれていて、さらにその粘膜の上に、炭酸カルシウムでできた数百個の小さな石粒「耳石」が乗っています。

そして、体や頭が右に傾けば耳石も右にコロンと動き、体や頭が前に傾けば耳石も前にコロンと動く……というように、頭や体の動きに合わせて耳石はいつも動いています。

有毛細胞がこの耳石の動きに刺激されて「傾き情報」を感知し、そのシグナルを脳に送ることで、脳は「右に傾いているぞ」「前に傾いているぞ」と認識するのです。

頭や体が傾いていても、重力に負けて倒れてしまわないのは、こうした耳石の情報を活用して重力に逆らうための筋肉「抗重力筋」が支えてくれるから。おかげで、たとえ傾きがあっても常にバランスを保って立ったり座ったりすることができるというわけです。

じっとしていると、耳石が転がり落ちる!?

私たちが動いているときは、耳石もゼリー状の粘膜の上に乗っているので、常に前後左右に揺れるように動いています。よほど激しく動かない限り耳石がはがれて落ちてしまうことはありません。

ところが、夜の睡眠中など、長時間同じ姿勢のままでいると、耳石の一部がゼリーからはがれて隣の三半規管の中に入り込んでしまうことがあります。こうなると、うまく平衡感覚を認知できず、抗重力筋もうまく働きません。朝起き抜けに、いきなりガバッと起き上がろうとすると、頭や体がふらついたり、めまいを感じたりするのは、そんな耳石のはがれが原因のことが少なくないのです。

耳石がはがれ落ちなくても、長時間座りっぱなしのまま下を向いていたり、アゴを突き出してPC画面を見つめていたりしていると、同じようにめまいが生じることがあります。

じっとして同じ姿勢のままでいると、**耳石も、抗重力筋も、うまく連携ができなくなってしまいます**。じっとしているほうがデフォルトモードになってしまい、体を動かしたそのときにうまく反応することができず、ちょっとした動きでめまいを感じてしまうようになります。首や肩のこり、腰痛はそれに拍車をかけます。

胸鎖乳突筋を鍛えれば「聞こえ」もよくなる

このような事態を防ぐため、常に鍛えておきたいのが、耳のすぐ下から首の両サイドを通って鎖骨まで続いている「胸《きょう》鎖《さ》乳《にゅう》突《とつ》筋《きん》」です。

重たい頭を支えて体のバランスを保つのは、とても大変なことです。

しかし、**胸鎖乳突筋を鍛えておけば、頭をしっかりと支えることができるようになり、平衡感覚を改善させることができます。**

また、胸鎖乳突筋は、自律神経と密接な関係のある筋肉としてよく知られています。迷走神経をはじめ、心身の健康に影響を与えるさまざまな神経や血管がまわりに集中しているからです。

実際、胸鎖乳突筋をなでるだけで耳鳴りやめまいが楽になったり、中耳にあるアブミ骨筋の緊張がゆるんで聞こえがよくなります。耳の不調を感じるときはもちろん、疲れているとき、肩がこるときも、ぜひ胸鎖乳突筋をなでてみましょう。

《 めまいの原因になる耳石 》

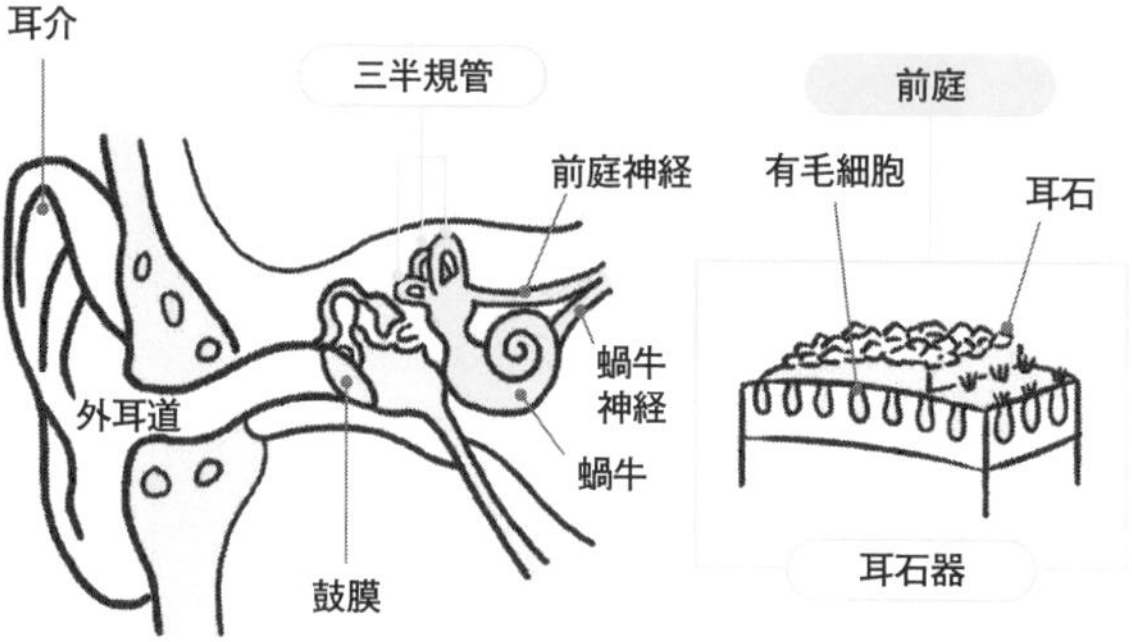

《 胸鎖乳突筋をなでると頭痛やめまいが和らぐ 》

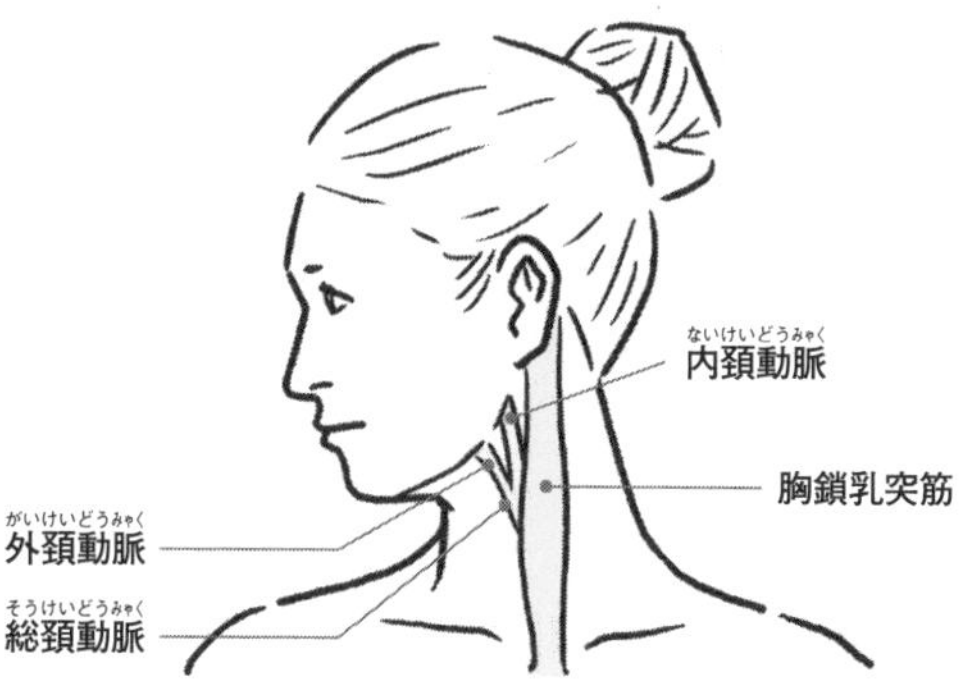

健康診断では難聴はわからない!?

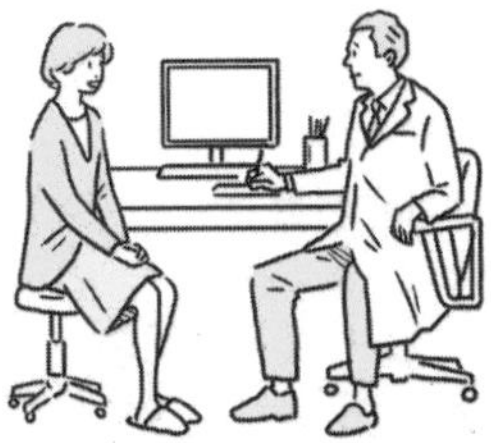

耳鳴りや聞こえにくさなど、気になる症状がある人は、耳鼻咽喉科で検査してみてください。現在の聴力の状態を把握しましょう。

「かくれ難聴」は健診では発見されない

「健康診断の聴力検査で引っかかったことがないから、聴力に問題はない」と思っている人も多いのではないでしょうか。残念ながら、職場などで行われる一般的な健康診断での聴力検査は、ヘッドホンをつけて「ピーッと聞こえたらスイッチを押す」という簡易的なもので、「選別聴力検査」と呼ばれます。

その目的は、大きな問題の有無をざっと調べてふるい分けすること。聞こえの程度や聞こえ方を細かく調べるわけではありません。

また、静かな環境で「音が聞こえてくるぞ」と集中した状態で行う検査で判別できるのは、耳の不調のごく一部だけです。

「騒がしい場所での会話が以前より聞き取りにくくなった」「音は聞こえるのに、会話の内容がどうもハッキリしない」「音に敏感になった」「疲れやすくなった」といった、聞こえの変化まで見出すのは不可能です。このような、一般的な検査では発見されにくい難聴は「**かくれ難聴**」と呼ばれ、「正常」と診断された人の7〜8割は「かくれ難聴」の可能性があると指摘されています。

健診結果が「正常」でも、一度は詳細な検査を

20年くらい前までは、85歳以上になっても難聴にならず正常な聴力を維持している、「スーパー聴覚高齢者」と呼ばれる人が約7％いました。しかし、さまざまな調査データを見ても、私の臨床経験上でも、最近はそういう人にお目にかかったことがありません。

85歳以上のほぼ全員が難聴になるということは、ほぼ全員がその十数年前、あるいは数十年前から難聴になる生活を送っていたということです。

健康診断で正常と診断されても、耳鳴りや聞こえにくさなど、気になる症状がある人は、ぜひ一度、耳鼻咽喉科で検査してみてください。

耳鼻咽喉科では複数の検査や問診で、自分自身でも自覚できていないかくれ難聴を判別し、これからの人生で行うべき難聴対策をアドバイスしていきます。

現在の聴力の状態をしっかり把握しておくことも、大切な難聴対策なのです。

Part 3

今すぐできる耳を守る・鍛える習慣

好きな音楽や自然の音を聞く

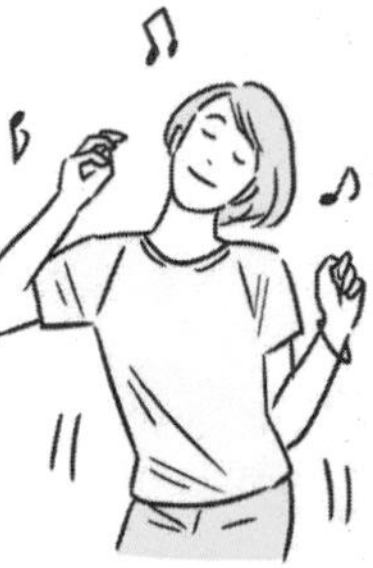

爆音轟くロックコンサートでは、リズムに乗って体を揺らしましょう。「リズム」で耳のダメージが軽くなります。

好きな音楽だと、「うるさい」と感じない

会話の声はだいたい60デシベルくらい。人が出せる一番大きな声は、耳元での大声で80デシベルくらい。それ以上は「うるさい」「騒音だ」と認識されるといわれます。

ところが、音楽の場合は80デシベルでも「うるさい」と認識する人と、そうでない人がいます。

私たちは音を「**高さ=音色（周波数）**」や「**大きさ（音圧）**」のほかに「**リズム（旋律）**」でも認識しています。

大きくてリズムのない音は、誰が聞いても「うるさい」と感じますが、そこにリズムが加わると、「好き・嫌い」や「快・不快」が大きく分かれます。

「好きだ」「心地いい」と感じる音楽を聞いているときは、**内耳のアブミ骨筋がリラックスし、リズミカルに収縮して鼓膜を抑え込むため、耳のダメージが軽減されます。**

そのとき、**リズムに乗って体を揺らしたり、手拍子を打ったり、一緒にハミングをしたりすると、より効果的です。**

ストレスが多くて疲れ気味のとき、耳鳴りや耳の詰まりを感じるときは、好きな音楽を聞いてリズムに乗りましょう。

ロックのコンサートでは踊りまくろう！

ロックのコンサートやクラブイベントでは、アーティストや観客が盛り上がるにつれてボルテージがアップ。会場全体が耳をつんざくような爆音に包まれ、人が認識できる音の範囲を超えてしまうこともあります。

全員が一瞬で重度の難聴になっても不思議はない環境ですが、実際には、そこまでひどい状態にはなりません。

ここでも重要なのは、「**リズム**」。思いっきり体を揺らしたり、踊ったりしてリズムに乗り、音楽をめいっぱい楽しんでいると、難聴になりにくいようなのです。

ロックコンサートで難聴を防ぐには、ノイズキャンセリング機能付きの耳栓をするのが一番大切ですが、さらに、リズムに乗って踊ればより効果的です。

電車内で、イヤホンで音楽を聞くときも、じっと座って聞いているより、つり革を握って立ち、電車に揺られているフリをしてでも、リズムに乗って体を揺らしたほうが、難聴リスクを軽減できるでしょう。

自然界の音で、耳ストレスを癒やそう

「1／fゆらぎ」という言葉を聞いたことはありませんか?

川のせせらぎ、海の波音、風が木の葉を揺らす音、鳥のさえずり、虫の声など、自然界の音には、強くなったり弱くなったり、速くなったり遅くなったりと、一定のリズムと不規則なリズムが混在した、不思議なゆらぎのパターン「1／fゆらぎ」が秘められています。

この「1／fゆらぎ」は、私たちの心拍や血液の脈動、脳波など生体リズムにも含まれています。

ところが、ストレスや疲れがたまっていくと、生体リズムが乱れ、「1／fゆらぎ」も失われていきます。

妊娠中のお母さんがイライラすると「おなかの赤ちゃんによくない」といわれるのも、乱れた生体リズムが赤ちゃんに伝わってしまうからです。

そんなときは、自然の音を「聞くともなく聞く」、つまり「**聞き流す**」ことで、生体リズムが自然界の「1／fゆらぎ」と同調し、リラックスできることがわかっています。

休日に森林浴をするのもおすすめですが、なかなか時間がとれないという場合、わざわざ遠出する必要はありません。

電車の中で眠くなるのも、ガタンゴトンという揺れに「1／fゆらぎ」が含まれているからですし、雨の降る日は、雨音に耳をすませるのもいいでしょう。「1／fゆらぎ」を含む環境音楽や自然の音のCDもおすすめです。

キャンドルや木目調の家具で、視覚からも「1／fゆらぎ」を

「1／fゆらぎ」は、視覚からも得ることができます。

たとえば、キャンドルや暖炉の炎を見つめていると落ち着きますよね。これは、炎の光に人工の光にはないゆらぎがあるからです。

液体のゆらぎも同じです。ワインが好きな人は、大きめのグラスに注いだワインのゆらめきを楽しむのもいいでしょう。

天然木のインテリアに囲まれていると何となく落ち着くのも、木目の模様が持つ規則性・不規則性に、「1／fゆらぎ」を感じるからです。

好きな音楽を聞きながらゆったり過ごすときは、キャンドルの炎やワインのゆらぎ、木目調の家具など、視覚的なゆらぎの演出も取り入れてみるといいでしょう。

良質な睡眠で脳のゴミを一掃する

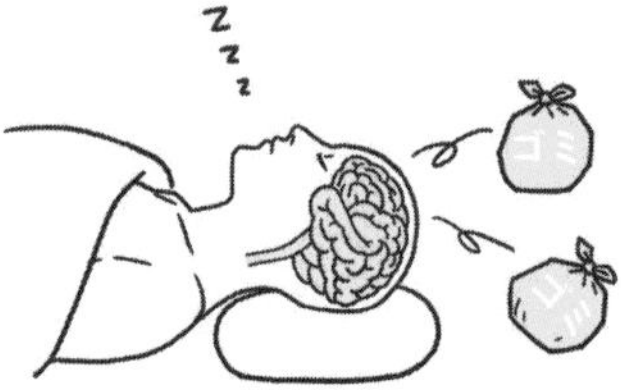

脳の中のゴミは、耳トラブルや認知症の要因となります。ゴミ出しには、音の聞き方と良質な睡眠が大きく関わっています。

「小さなゴミ」は音楽、「大きなゴミ」は睡眠で押し流す

脳の神経細胞が活動すると、その副産物として「脳のゴミ」が発生します。ふつうは脳の血管が脈打つことで押し出され、自然に脳の外に排出されるのですが、何らかの理由で血流が滞ると、なかなか排出されないでたまってしまいます。

これは、腸のぜん動運動が弱ると便秘になるのと同じしくみです。便秘自体はよくあることで、2～3日お通じがなくても最終的にお通じがあれば問題はありません。

問題なのは、ずっと「脳の便秘」が続いて耳鳴りや認知症の要因になってしまうことです。

そこで、脳の血流をよくして「脳の便秘」を予防・解消しましょう。

「脳の便秘」を解消する方法は、大きく分けて2つあります。

ひとつは、**好きな音楽や自然の音を聞くことです。**中耳内のアブミ骨筋がリ

ラックスしてキュッキュッとよく伸縮するようになるので、小さなゴミがスムーズに押し流されていきます。

もうひとつは、**良質な睡眠をたっぷりとること**。こちらは、脳の中にたまって大きくなったゴミを一気に押し流すのに欠かせません。

大きなゴミ出しには、7～8時間の睡眠が必要

レム睡眠、ノンレム睡眠という言葉を聞いたことがあるでしょう。

レム睡眠は、眠っている間に眼球がピクピク急速に動く睡眠で、体は休んでいますが脳は休んでいません。記憶の定着や整理に必要な睡眠で、夢を見るのはレム睡眠のときです。

一方、ノンレム睡眠は脳も休んでいる状態。非常に深い睡眠で、脳全体の血流も低下しています。

この2つは、約90分周期で交互に訪れ、ひと晩に何回も繰り返されます。

脳の血管は心臓の拍動とともに、1日24時間、常に収縮と拡張を繰り返して

いますが、これを小さな波とするなら、レム睡眠・ノンレム睡眠が繰り返されることで起こる波は、非常に大きな波です。

小さな波で押し流されるのは、小さなゴミだけ。**大きなゴミは、大きな波が何回か繰り返されないと押し流すことができません。**

そのためには、7~8時間の睡眠でレム睡眠とノンレム睡眠を5~6回繰り返すことが大切なのです。

「毎日7~8時間の睡眠をとるのは無理」という人は、週末だけでもかまいません。週に1度は脳にたまったゴミを一掃しましょう。

就寝前に体温や血圧を上げないこと!

睡眠は「質」も重要です。眠りが浅い、ひと晩眠っても疲れがとれないという場合は、睡眠の質をよくする工夫をしましょう。

布団に入って横になってもなかなか寝付けないのは、脳が眠る準備ができていないからです。

私たちの体は、体温や血圧が上がると目覚めて活発に活動し、下がると眠くなるようにできています。ですから、**就寝までに体温や血圧を下げておくこと**が大切です。

入浴をすると、体温や血圧が上がってしまうので、入浴は1時間前には済ませておくのが理想です。

お酒の飲み過ぎも厳禁です。アルコールは眠りを浅くしますから、就寝前のお酒はできるだけ避けましょう。

就寝前のスマホやPCは控えめに

夜寝る直前までテレビを観たり、スマホやPCの画面に見入ったりしていませんか？

明るい液晶画面の青い光は、朝の光に多く含まれるブルーライトです。就寝前に長時間浴びていると、脳が「朝だ」と勘違いしてしまい、眠気が吹き飛んで覚醒してしまいます。

眠る1～2時間前は、できるだけ液晶画面を見るのは避けましょう。どうしても見たい、見る必要があるというときは、ブルーライトをカットするメガネを使用するようにしましょう。

明る過ぎる室内照明もよくありません。体内リズムを就寝モードに切り換えるには、薄暗いくらいの照明がちょうどいいのです。夕食後は間接照明やキャンドルの光などを活用するのがおすすめです。

また、光を感じると睡眠ホルモン「**メラトニン**」の分泌が抑制され、深い眠りを得にくくなりますから、照明をつけっぱなしで眠るのもおすすめできません。目覚まし時計やオーディオ、空気清浄機などのランプでさえ、睡眠を浅くすることがわかっています。

寝室は遮光カーテンなどを使用し、空気清浄機などもランプが目に入らない場所に移して、できるだけ暗く静かな睡眠環境をつくるようにしましょう。

「聞こえ」をよくする食べもので、体も健康に

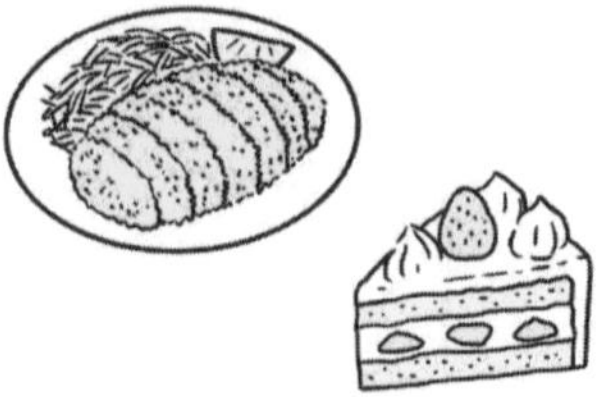

脳のゴミのたまり具合を左右するものに、食事があります。脂質と糖質の摂り方がポイントです。

悪い油を減らして、サラサラの油をプラス

難聴などの耳トラブルの多くは、騒音と動脈硬化による生活習慣病が原因です。

ですから、**「耳にいい食事」**とは、**「生活習慣病を予防する食事」**のことです。なかでももっとも重要なのが、あらゆる生活習慣病の入り口となる動脈硬化を予防することです。

動脈硬化とは、血管の老化です。その要因となる脂質と糖質の「摂り方」には十分に注意しましょう。

ただし、ただ摂取量を減らせばいいというわけではありません。

たとえば、脂質＝油には、控えめにしたほうがよいものと、積極的にプラスしたいものがあります。

油にも動物性脂肪と植物性脂肪があり、どちらかといえば植物性脂肪のほうが体にいいイメージですが、植物性油も摂り過ぎれば毒。サラダ油などのリノ

ール酸はもちろん、体にいいといわれるオリーブオイルなどのオレイン酸も、調理で使用するほか、加工食品、市販のドレッシングなどにも含まれていて、すでに摂り過ぎています。できるだけ控えめにしましょう。

唯一不足しているのは、**「オメガ3系」の油**です。オメガ3系の油は、エゴマ油、アマニ油、そして青魚のＥＰＡ・ＤＨＡに多く含まれています。これらは非常に酸化しやすく、加熱調理には向きません。料理にさっとかけたり、青魚なら刺身で積極的に摂るようにしましょう。

糖質を摂り過ぎると「脳のゴミ」がたまりやすくなる

糖質は、大ざっぱにいえば炭水化物のこと。厳密には、穀類やイモ類などの炭水化物から食物繊維を除いたもののことです。

しかし、糖質を含むものは、ご飯や麺類、パン類などの主食、砂糖やお菓子などの甘いものだけではありません。野菜や果物、ソースやドレッシングなどの調味料にも含まれています。

しかも、一般的にはヘルシーといわれる和食も、砂糖と醤油で味付けするものが多く、唐揚げやトンカツにも「衣」という名で小麦粉などの糖質が含まれています。「糖質を含まない食品」を探すほうが難しいといえるでしょう。

なのに、主食や甘いものをおなかいっぱい食べていたら、たちまち高血糖になってしまいます。せめてご飯は腹八分にして、甘いものやお菓子もできるだけ控えましょう。

「甘いものを食べないと、イライラする」という人もいますが、それは、**甘いものの摂り過ぎで血糖値が急上昇と急降下を繰り返している**証拠。すでに血糖値コントロールが必要な段階です。

また、甘いものには中毒性があるため、しょっちゅう食べていると、脳が「もっともっと」と要求するようになり、食べれば食べるほど、食べないとイライラするようになっていきます。

そしてもうひとつ。実は、**糖質を摂り過ぎると、「脳のゴミ」もたまりやすくなります。**

血糖値が上昇すると、「血糖値を下げるホルモン＝インスリン」が分泌されるというのは、よく知られていますよね。このインスリンを分解する酵素は、アミロイドβを分解する酵素でもあります。

そのため、インスリンが過剰に分泌されると、アミロイドβの分解まで回らなくなり、「脳のゴミ」がたまりやすくなると考えられています。

日本人の4人に1人は、糖尿病かその予備群です。糖質の摂り過ぎには、くれぐれも注意しましょう。

イライラするときは、食べてセロトニンを増やそう！

耳鳴りが気になる人、夜なかなか寝付けないという人は、「幸せホルモン」と呼ばれる脳内物質「セロトニン」を増やす食事で対抗しましょう。

セロトニンには気持ちを安定させ、不安感やイライラを鎮める働きがあります。そのため、セロトニンが不足すると、脳がストレスや痛みに対して過敏に反応するようになり、音過敏になったり、耳鳴りや睡眠障害を招く要因となったりしていきます。

また、セロトニンは睡眠ホルモン「メラトニン」の材料でもあるため、セロトニン不足は睡眠不足にもつながるのです。

セロトニンを増やすには、日中にしっかり太陽の光を浴び、適度に体を動かすことです。

また、**セロトニンを生成するには、必須アミノ酸のひとつ「トリプトファン」が欠かせません。**トリプトファンは、牛乳に多く含まれています。

イライラするとき、なかなか眠れないときは、温かい牛乳を飲むというのもよい方法です。

スマホアプリでまわりの総音量をチェックする

自分の聴力レベルはどれくらいなのか、毎日どれくらい騒音にさらされているのかがわからないと、本気で難聴対策をしようという気になかなかならないものです。スマホアプリを使ってまわりの音をチェックしてみましょう。

聴力検査や騒音チェックはスマホで！

スマホやオーディオプレイヤーなどの音響機器、ドライヤーや掃除機などの家電の騒音が、難聴の若齢化や急増につながっていることは、以前から指摘されてきました。

でも、自分の聴力レベルはどれくらいなのか、毎日どれくらい騒音にさらされているのかわからないと、本気で難聴対策をしようという気になかなかならないものです。

そんなときは、スマホアプリを活用しましょう。

たとえば、WHO（世界保健機関）が無料配布している難聴検査アプリ「hearWHO」。これは、2015年にWHOが「メイク・リスニング・セーフ（Make Listening Safe）」というキャンペーンをスタートさせたとき、定期的に聴力検査をして難聴対策の重要性に対する意識を高めてもらおうと開発したものです。

最近は、さまざまな聴力検査アプリが登場していますので、ぜひチェックしてみてください。

また、iOS13以降の『iPhone』では、アップル純正アプリ「ヘルスケア」に、「聴覚」というメニューを追加しています。

これを使えば、**自分がいた環境の騒音レベルや、その騒音にどれくらいの時間さらされていたか**が、グラフや数値で一目瞭然。音楽を聞いていたときのボリュームが適切だったかどうかをレポートする機能も追加されています。

『iPhone』もそうですが、最近のスマホには、イヤホンやヘッドホン使用時の最大音量を制限する機能を搭載しているものが増えています。

インイヤーヘッドフォン『AirPods』のように、まわりの音量レベルをモニターし、音量が大き過ぎると警告してくれる機能を搭載したものも登場してきました。

「気づかないうちに音量をどんどん上げていた」などということにならないよう、スマホの機能やアプリをうまく活用しましょう。

《 ヘッドホンの音量を確認しよう 》

アップル純正アプリ「ヘルスケア」の画面。
ヘッドホンの音量を確認することができる。

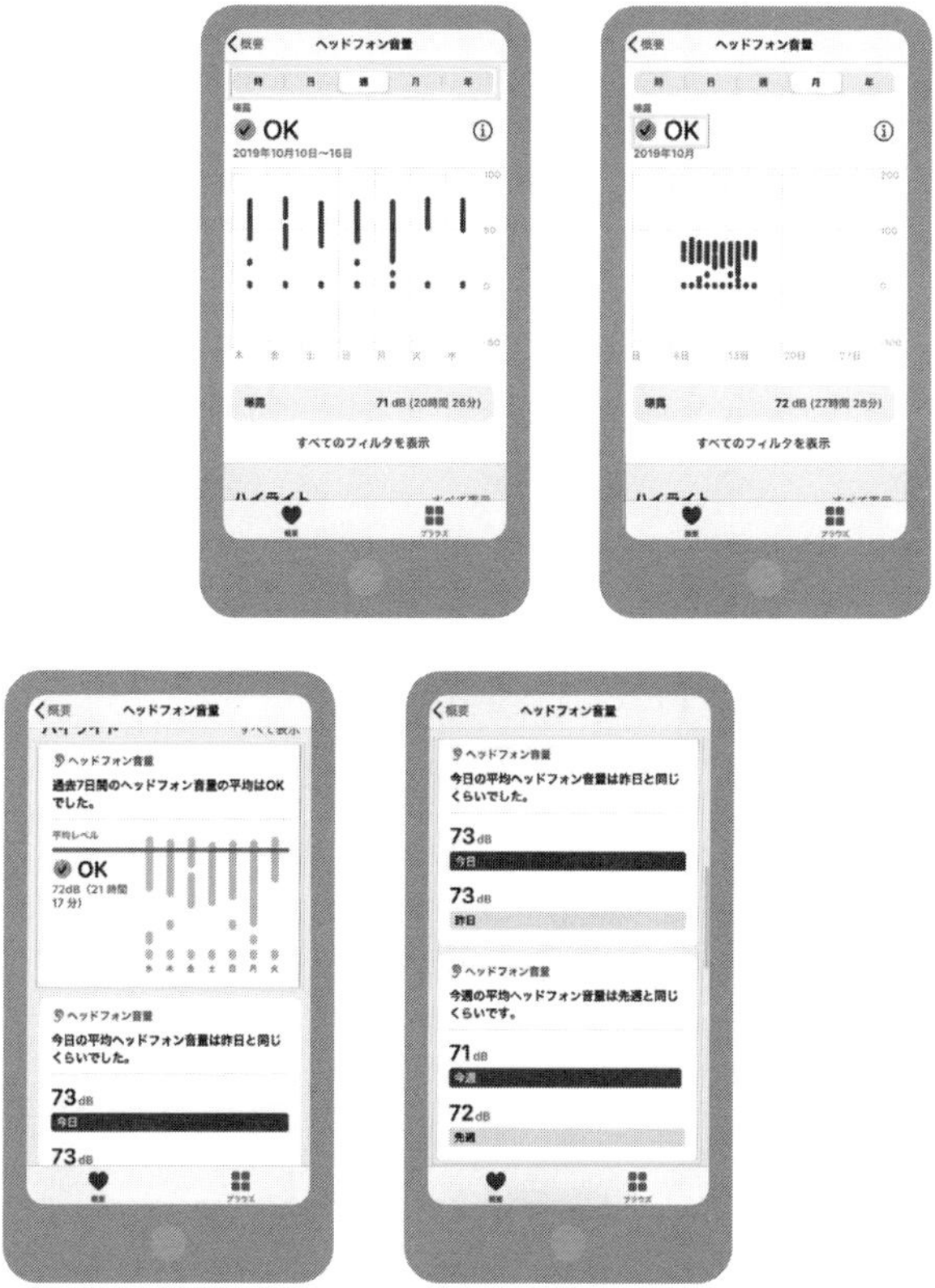

ドライヤーや
掃除機を使うときは
ノイズキャンセルを

「聞こえにくい」状態を放置しておくと、有毛細胞が休眠してしまい、ついには動かなくなってしまいます。騒音を避けるためには、耳栓やノイズキャンセリング機能付きのイヤホンを使うこともおすすめします。

「ノイズキャンセリング機能付き」の耳栓やイヤホンがおすすめ

スマホやオーディオプレイヤーなどの音響機器、ドライヤーや掃除機などの家電の騒音が、難聴の原因になることはわかっていても、「まあ、これくらい大丈夫だろう」「ドライヤーや掃除機を使わないわけにはいかないから」と、毎日使い続けている人も多いのではないでしょうか？

2015年にWHO（世界保健機関）が「メイク・リスニング・セーフ（Make Listening Safe）」というキャンペーンをスタートさせて以来、世界中の国や製造メーカーの難聴対策に対する認識・意識は、大きく変わりつつあります。

しかし、まだWHOが示すガイドラインに対応していない音響機器、家電が多く、職場や家庭内には、「聴力に影響する可能性があるレベル」の危険な騒音がいっぱいです。

その中でも、**ドライヤーや掃除機の騒音は、「これくらいなら、大丈夫」「短時間なら問題ない」といえるレベルのものではありません。**

毎日使うものだからこそ、よけいに難聴リスクが高いのです。

試しに、ぜひスマホアプリなどで、騒音レベルを測ってみましょう。

そして、使用するときは耳栓をするようおすすめします。

ふつうの耳栓やイヤホンより価格は高めですが、不要なノイズ（騒音）だけをキャンセリングする機能を搭載した耳栓やイヤホンもあります。

これらは難聴対策になるだけでなく、「人が大勢いる騒がしい場所だと、会話の声が聞き取りづらい」という人にも便利です。

スマホとイヤホンを、補聴器のように使ってみよう

ちなみに私は現在、『iPhone』とインイヤーヘッドフォン『AirPods Pro』を連携させて使用しています。

『AirPods Pro』は、マイクとノイズキャンセリング機能が搭載されているので、どんなに騒がしい場所でも、音量を過剰に上げることなく音楽を楽しむことができます。

また、「ライブリスニング機能」が搭載されていて、『iPhone』で拾った音を、離れた場所から聞くことができます。

そのため、騒がしい場所で相手の声が聞き取りづらいときは、相手の前に『iPhone』を置いておけば、会話がスムーズにできます。

つまり、『iPhone』と『AirPods Pro』を連携させれば、補聴器のような使い方ができるわけです。

見た目はおしゃれなイヤホンですから、「聴力が衰えてきたけど、補聴器をつけるのはまだちょっと……」という40代、50代の方でも抵抗なく使えそうです。「ライブリスニング機能」は集音器のようなもので、ユーザーの聴力に応じて音域や音質を微調整する補聴器とは基本的に異なるものです。

しかし、「補聴器の新しいカタチ」となる可能性は十分にあるでしょう。

WHOでは、補聴器が必要な難聴基準を「平均聴力41デシベル以上」としています。ところが、日本の場合は55デシベルを超える難聴にならない限り、医療機関で補聴器をすすめることはありません。

また、日本人の場合、「補聴器を持ってはいるが、ほとんど使用していない」という人がとても多いのが現状です。

「聞こえにくい」状態を放置しておくと、**有毛細胞が休眠してしまい、やがて完全に動かなくなってしまいます**。また、学習能力や記憶力が低下したり、うつや認知症につながっていく可能性もあります。

そうならないためには、補聴器はできるだけ早い段階で使用すべきなのです。

スマホとイヤホンで十分に「聞こえ」を補える日が来れば、難聴人口の増加に歯止めをかけることができるかもしれないと、個人的には非常に期待しています。

《 スマホとイヤホンが
補聴器の代わりに 》

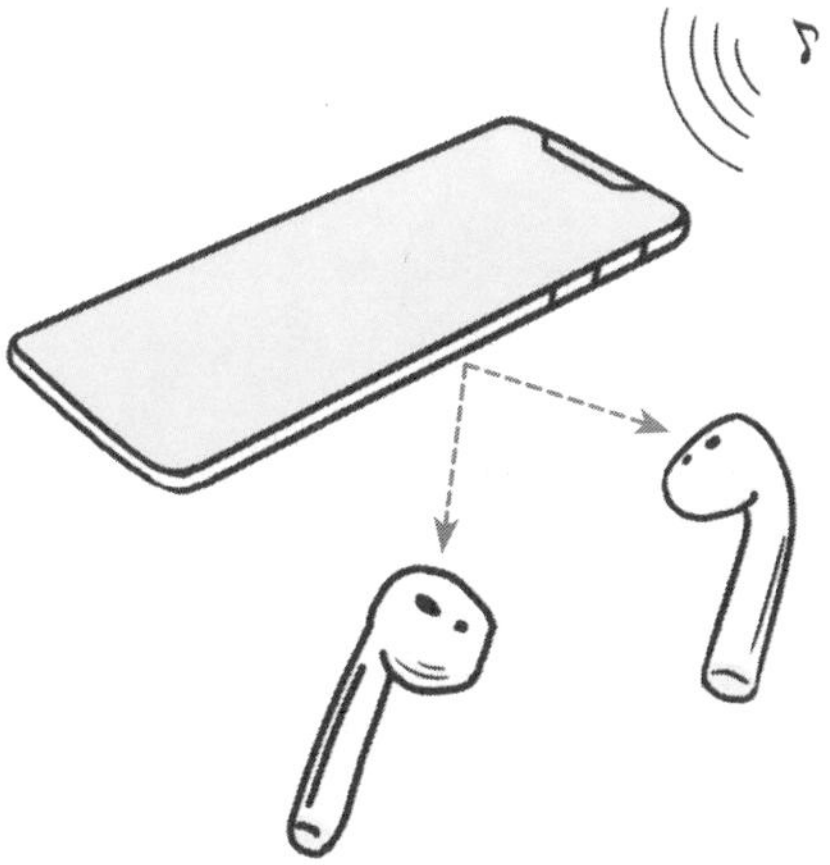

喫煙は、難聴への最悪のシナリオ

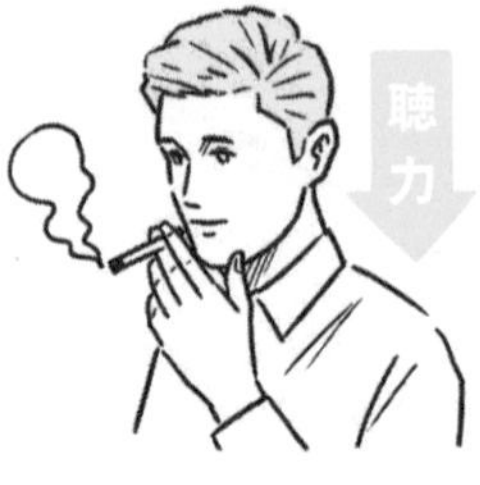

喫煙本数が多いほど聴力低下の傾向があります。禁煙した場合、「難聴リスク」はどのくらい下がるのでしょうか。

タバコ一本、難聴一生

２０２０年、東北大学の研究グループによって、「禁煙して3年経つと、非喫煙者並みに認知症リスクが低下する」という研究結果が報告されました。

禁煙をしても、肺がんによる死亡リスクが非喫煙者並みになるには15〜20年かかるという報告もありますから、「わずか3年で」というのは、非常に驚くべきことです。

では、禁煙すると、何年くらいで難聴リスクが非喫煙者並みになると思いますか？

答えは、５年。

これは、国立国際医療研究センターの研究グループが20〜64歳の男女勤労者約5万人を対象に行った調査結果です。

同研究によれば、喫煙本数が多いほど聴力が低下する傾向があり、タバコを吸わない人と比べて、特に高音域の聴力低下のリスクが60％高くなることがわかっています。

「注意一秒、ケガ一生」といいますが、「**タバコ一本、難聴一生**」くらいの気持ちで、この際キッパリと禁煙するようおすすめします。

「電子タバコだったらいいでしょう?」と思っている方、電子タバコで減るのはタールだけです。ニコチン依存症から抜け出すことはできませんし、電子タバコ特有の有害物質による健康被害も指摘されています。

海外では紙巻タバコ以上に厳しく禁じている国もあるので、誤解のないようにしましょう。

Part 4

今すぐできる耳トレ

自律神経の乱れを整え、
血流をよくする

4・4・4呼吸法

1日何回でもOK

ストレスや疲労で自律神経が乱れると、呼吸も乱れていきます。瞑想をするようなつもりで、目を閉じて呼吸し、自律神経の乱れを整えましょう。

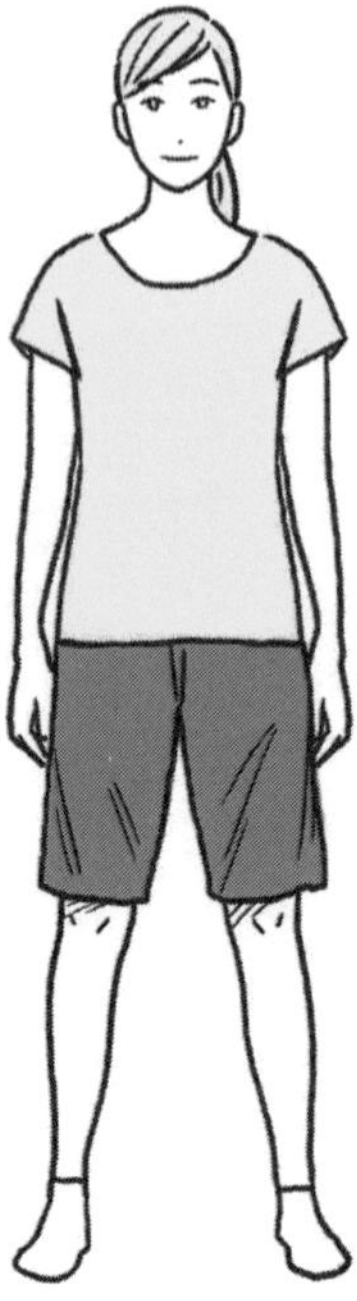

1

肩甲骨を寄せるように胸を張り、
背すじを伸ばし、目を閉じる。

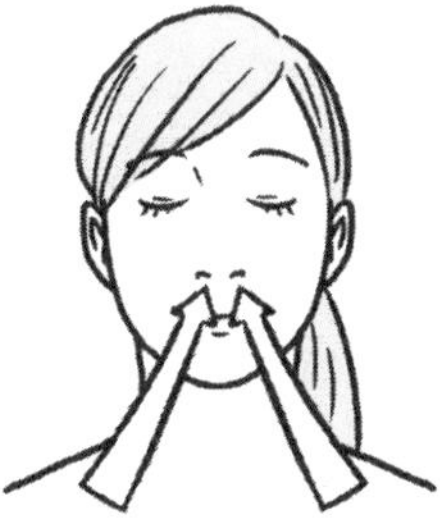

2

「1、2、3、4」と頭の中で4秒数えながら、鼻から息を吸う。

3

そのまま息を止め「1、2、3、4」と数える。

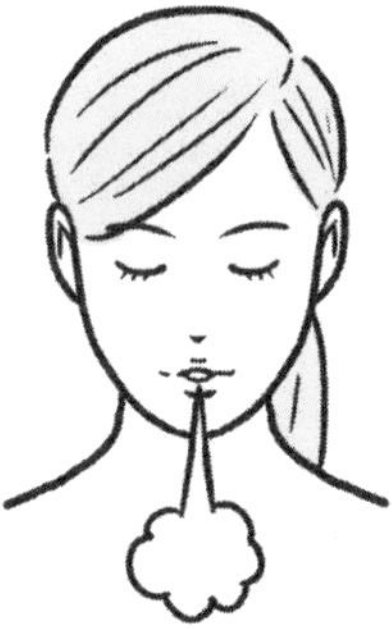

4

「1、2、3、4」と頭の中で数えながら、口から息を吐く。

5

2〜3を約3分間繰り返す。

★米国の研究で「4つ数えながら呼吸をすると、ヨガの瞑想と同様の効果が得られる」ことがわかっています。

★息を止めるときは、おへその下(丹田)に息をためるイメージで。

1日の耳のコンディションがよくなる

朝の耳スマ

毎朝1回　90秒間

「朝起きたら、まずテレビをつける」のではなく、自然の音やまわりの音に耳をすまし、1日の耳のコンディションを整えましょう。

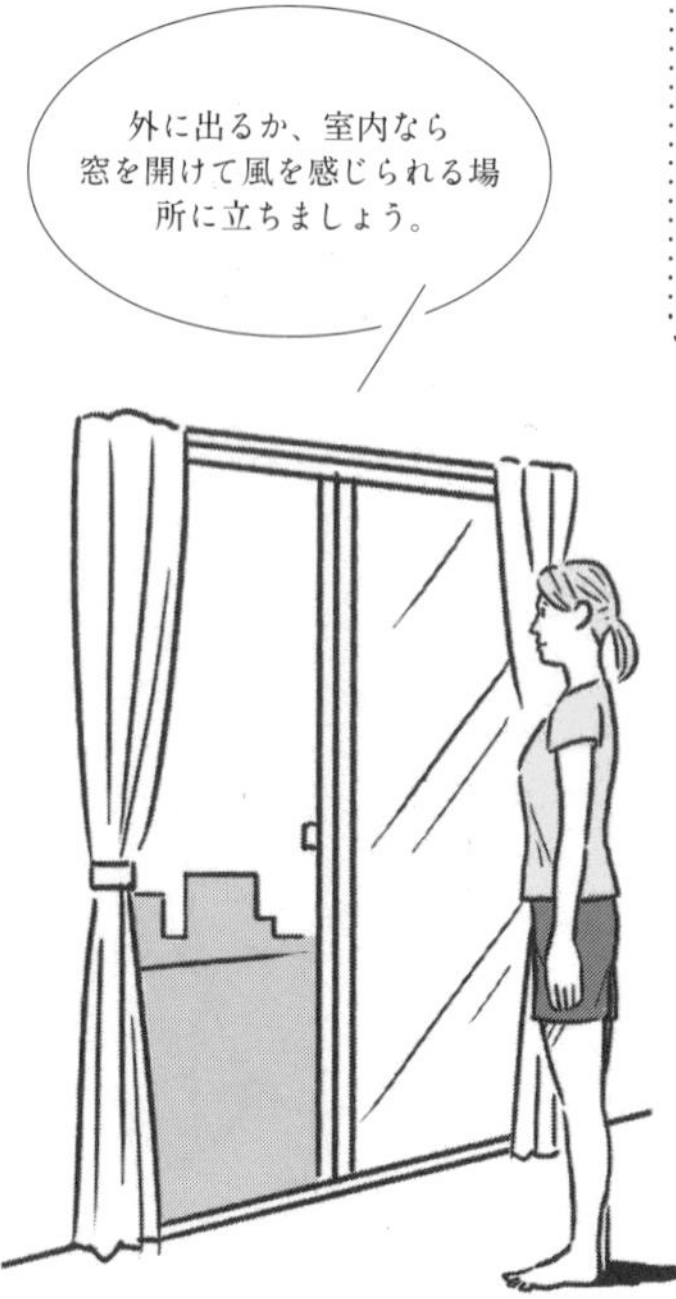
外に出るか、室内なら
窓を開けて風を感じられる場
所に立ちましょう。

1

風を感じる場所に立ち、
背すじを伸ばす。

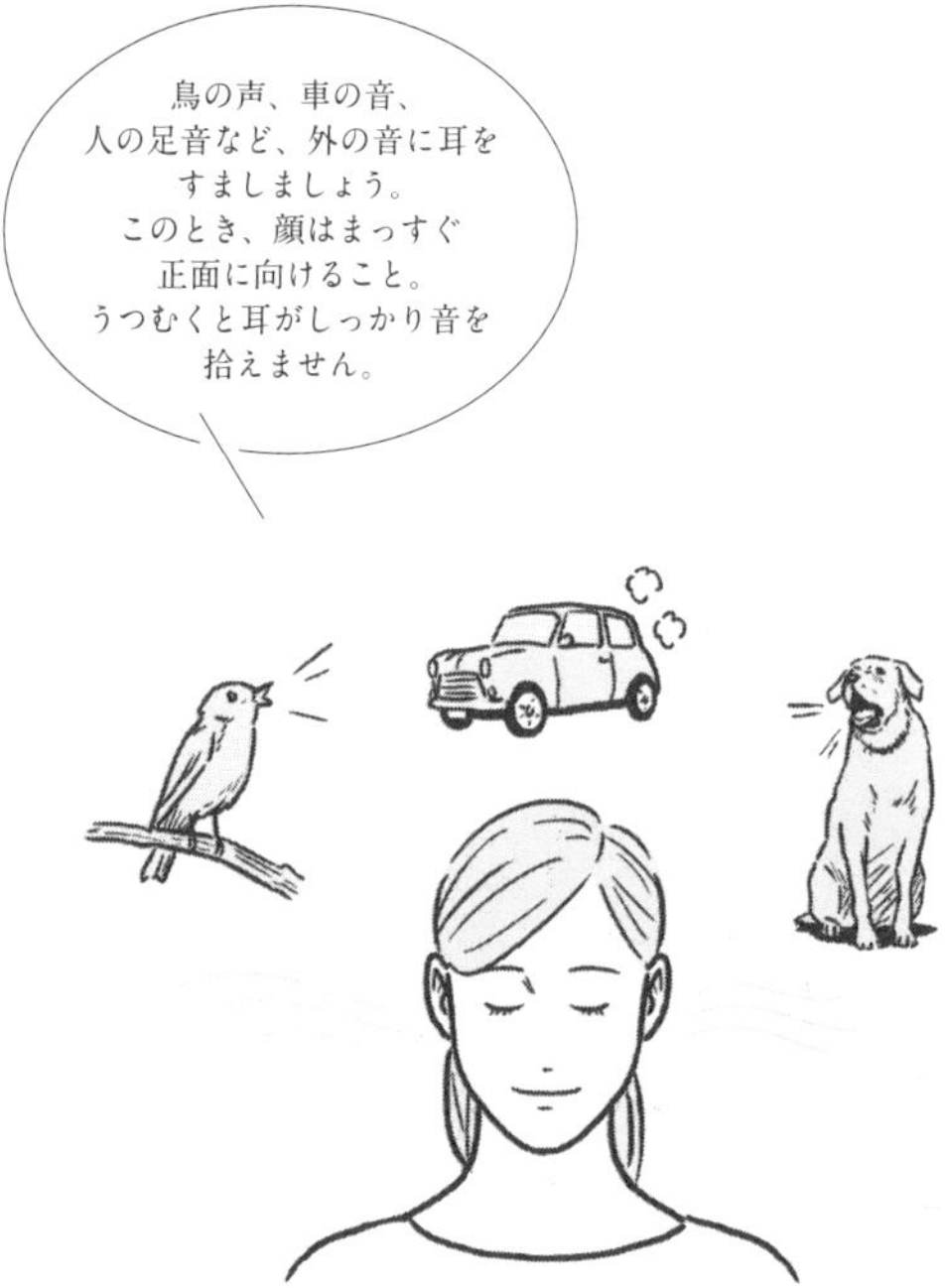
鳥の声、車の音、
人の足音など、外の音に耳を
すましましょう。
このとき、顔はまっすぐ
正面に向けること。
うつむくと耳がしっかり音を
拾えません。

2

目を閉じて耳をすます。

聴力アップ&耳鳴り解消

耳ひっぱり

左右1回ずつ×3〜5セット

年齢を重ねて頭皮や顔の皮膚が下がってくると、耳も下がって音を拾う力が衰えていきます。耳を引き上げて、表情筋を刺激しましょう。

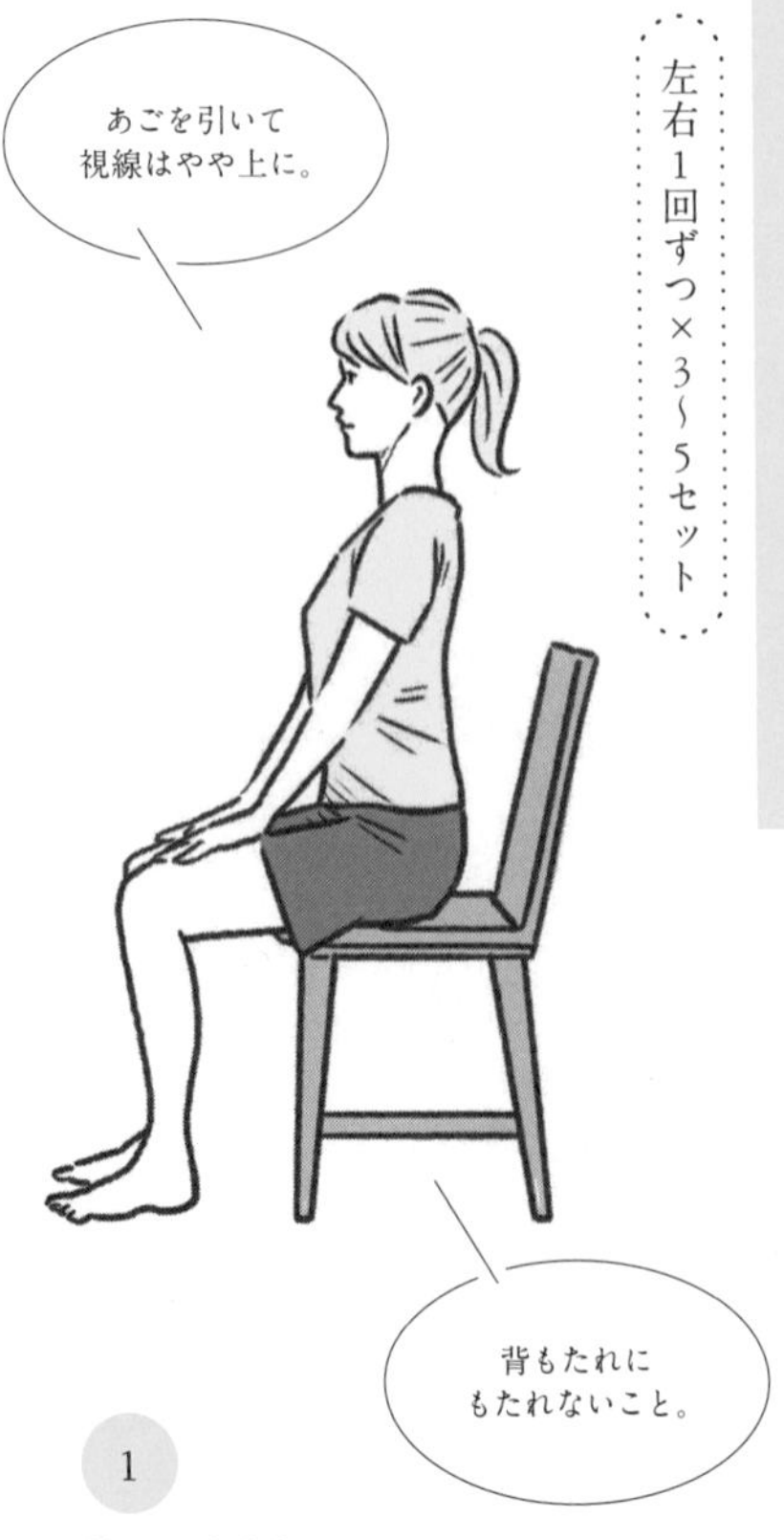
あごを引いて
視線はやや上に。
背もたれに
もたれないこと。

1

椅子に浅く座り、背すじを伸ばす。

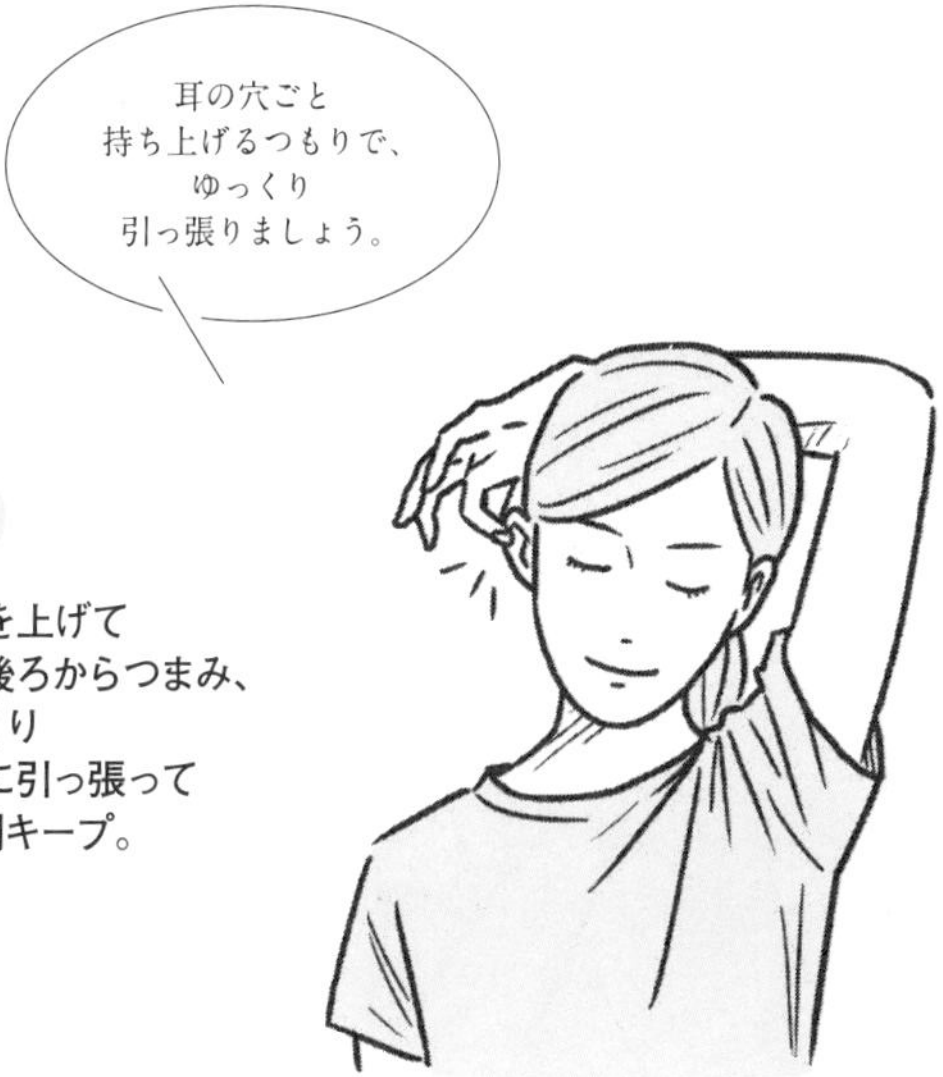
耳の穴ごと
持ち上げるつもりで、
ゆっくり
引っ張りましょう。

2

左腕を上げて
耳を後ろからつまみ、
ゆっくり
真上に引っ張って
5秒間キープ。

3

反対側も同様に行う。

★耳鳴りがするときに行うと、即効性を期待できます。

即効で「聞こえ」がよくなる 耳ツボマッサージ

3セット

耳には難聴に効く「耳珠《じじゅ》」、自律神経を整える「神門《しんもん》」など、耳トラブルに効果的なツボが集中しています。耳全体をマッサージして血流もよくしましょう。

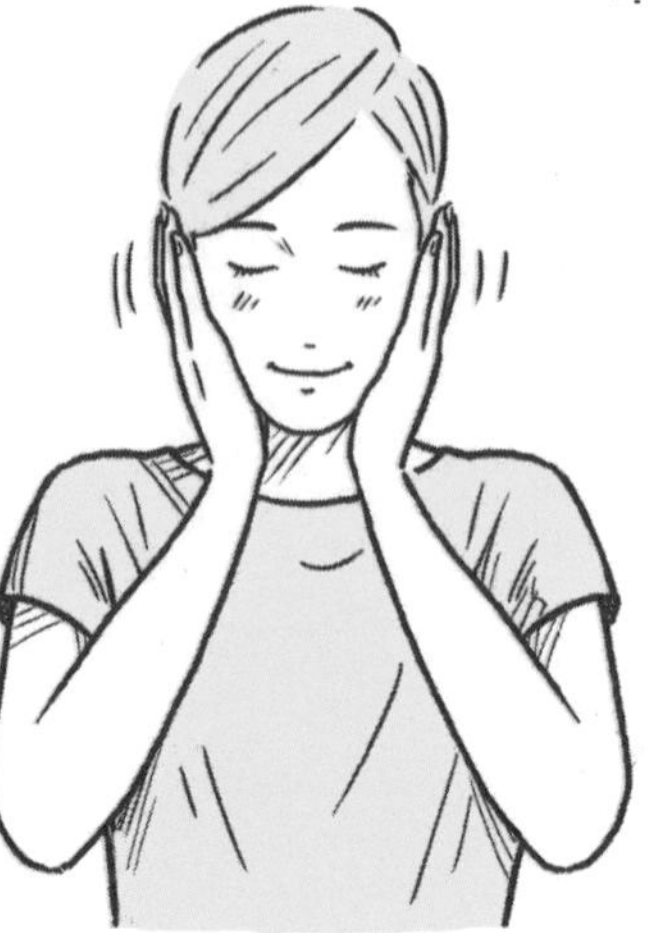

1

「耳全体」を持って軽くマッサージする。
[10～20秒間]

2

人差し指の腹で、
「耳珠」を押す。
[3秒×3回]

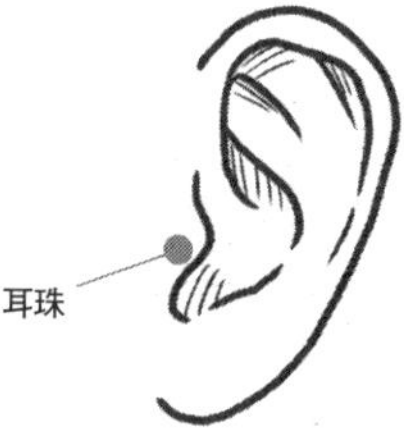

3

親指と人差し指で
「耳たぶ」をつまむ。
[3秒×3回]

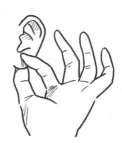

4

耳の上部をつまみ、
親指の腹で
「神門」を押す。
[3秒×3回]

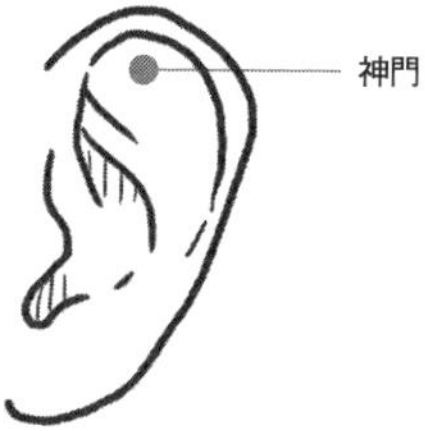

★両手を使って左右の耳を同時にマッサージしましょう。

耳と心身のストレスを癒やす

胸鎖乳突筋さすり

胸鎖乳突筋は頭を支える筋肉であると同時に、迷走神経をはじめとする自律神経が集中する重要な部位です。やさしくなでるだけで心身も耳もリラックスします。

1セット

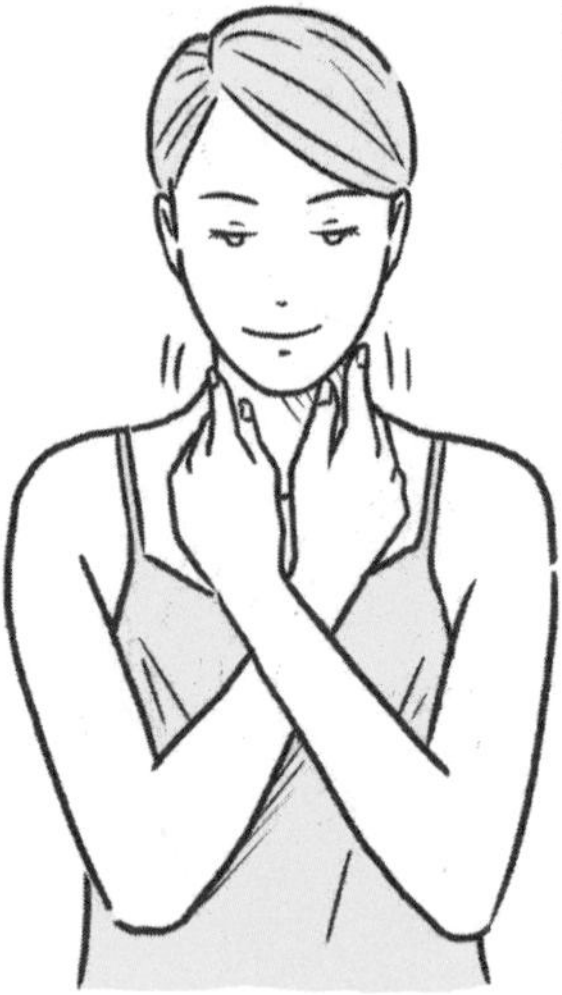

1

両手を交差させて耳の下にあて、
首の付け根までなで下ろす。
これを少しずつ位置をずらしながら
3回繰り返す。

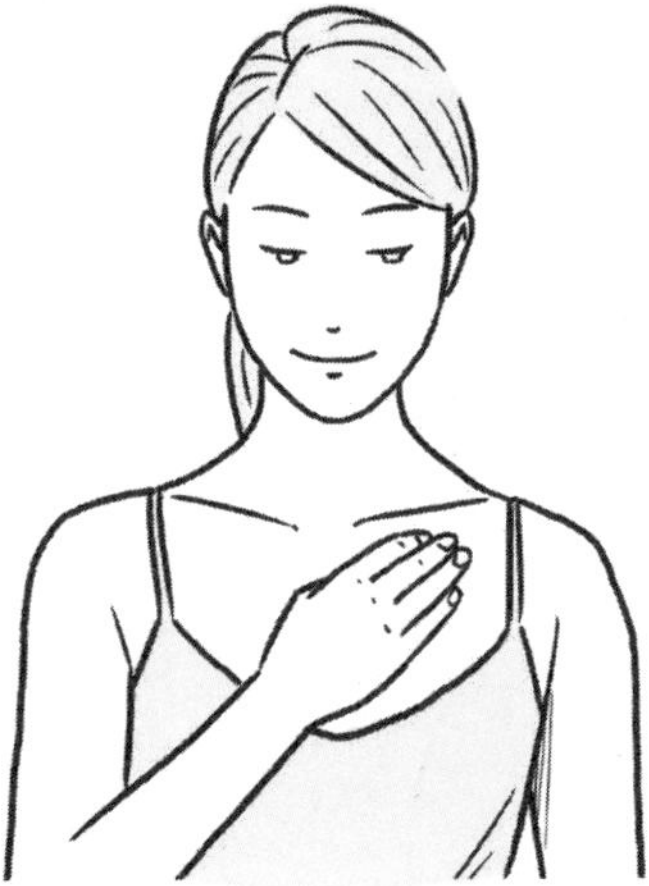

2

右手で左の鎖骨の下のラインを
中央から左へ、円を描くようにマッサージ。
反対側も同様に行う。

★力を入れず、皮膚の表面をなでるように
やさしくマッサージしましょう。

たまりがちな脳のゴミを排出

側頭筋ほぐし

こめかみから耳の後ろあたりまでは、大脳の側頭葉《そくとうよう》と呼ばれるエリア。脳のゴミがたまりやすい部分です。やさしくマッサージして血流をよくしましょう。

3セット

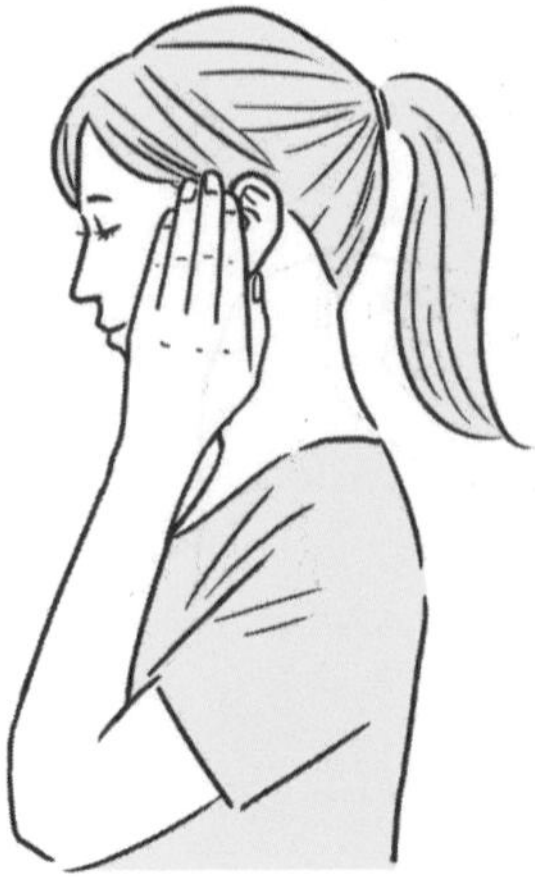

1

人差し指と中指でこめかみを押して
円を描くようにぐるぐるマッサージする。
[10回]

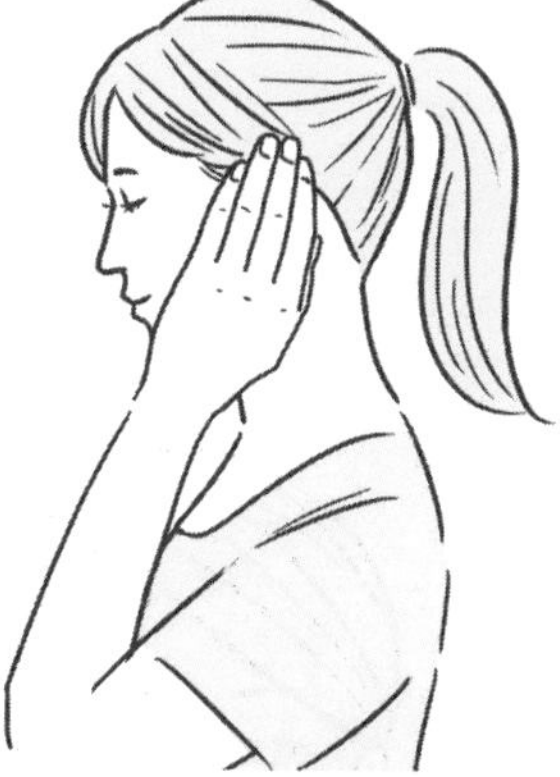

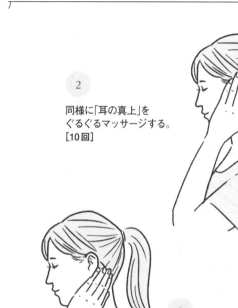

2

同様に「耳の真上」を
ぐるぐるマッサージする。
[10回]

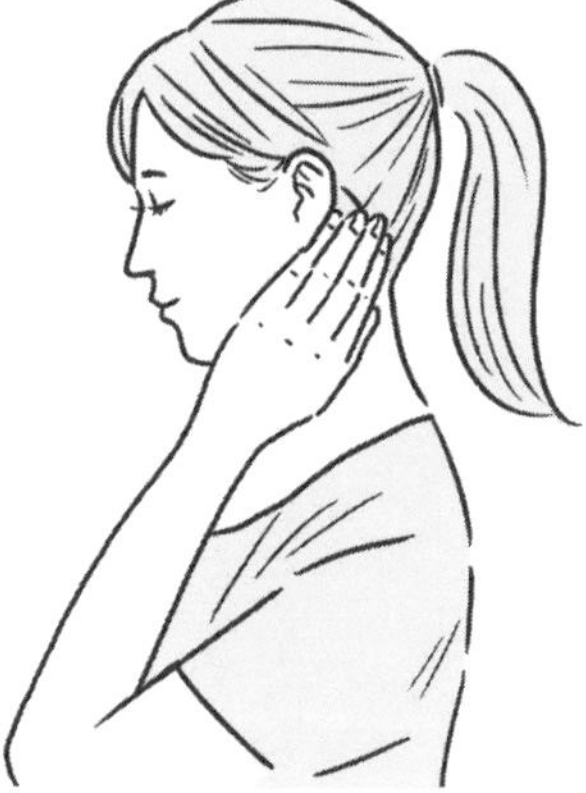

3

同様に「耳の後ろの髪の生え際」を
ぐるぐる。うなじに向かって
3センチずつずらしながら3か所で
ぐるぐるマッサージする。
[各10回]

★爪をたてず、指の腹でしっかりと押さえたまま
ぐるぐるマッサージしましょう。

おなかの底から笑ってリラックス

笑顔エクササイズ

1日2セット

表情筋と耳の筋肉は顔面神経を介して連動しています。笑顔をつくって表情筋と耳の筋肉を一気に鍛えましょう。声を出して笑うと、だんだん楽しくなってきます。

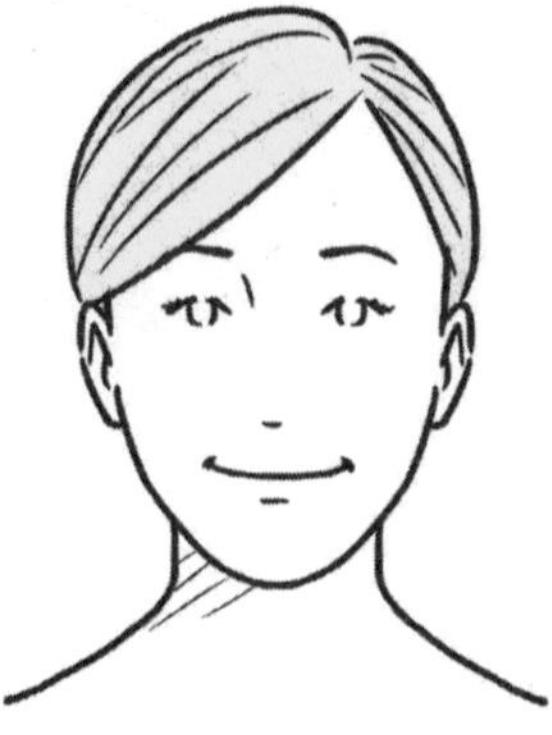

1

口角を大きく上げて笑顔をつくる。

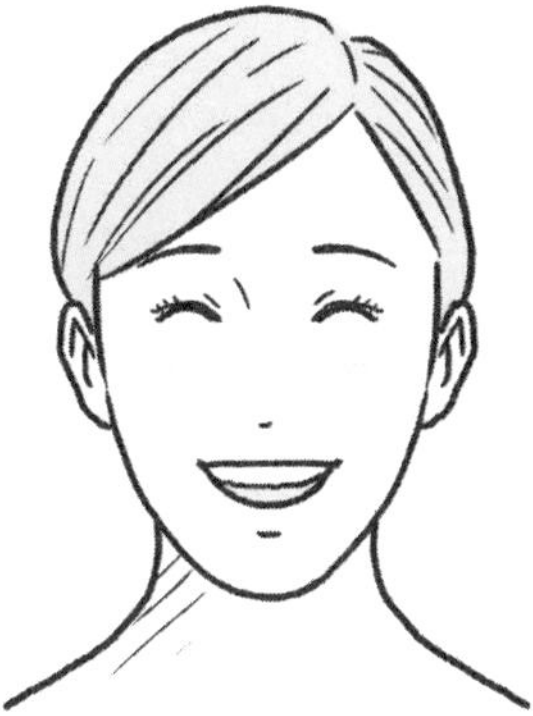

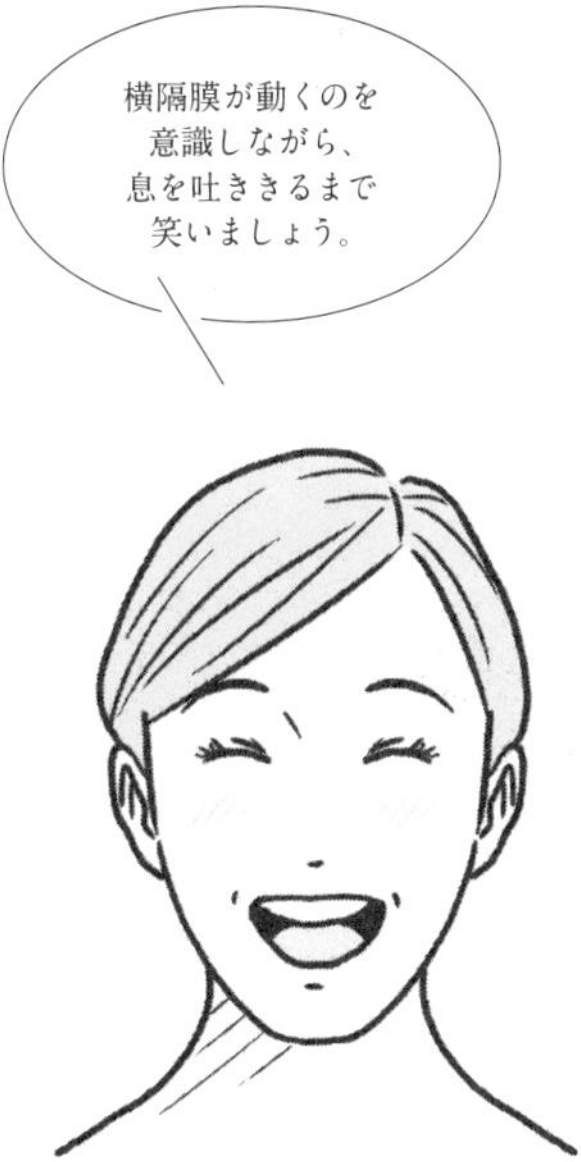
横隔膜が動くのを
意識しながら、
息を吐ききるまで
笑いましょう。

2

そのまま口を大きく開く。

3

息を吐きながら
「わーっはっはっは！」と
声を出して笑う。

4

1〜3を5回繰り返す。

首・肩のこりを解消

背中を伸ばして右向き左向き

左右3回×1〜2セット

背中が曲がっていると胸鎖乳突筋も歪み、重たい頭をしっかり支えることができません。背中を伸ばしながら頭を左右に倒し、胸鎖乳突筋を伸ばしましょう。

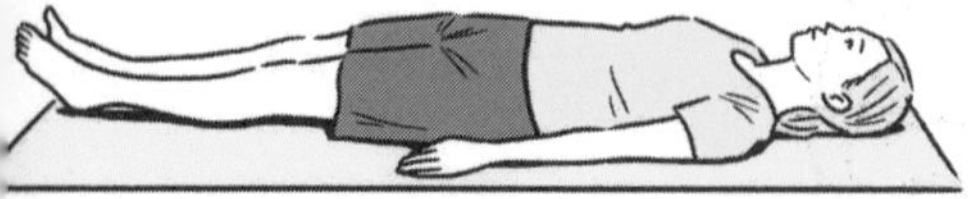

1

マットやラグの上で仰向けになり、背すじをまっすぐに伸ばす。

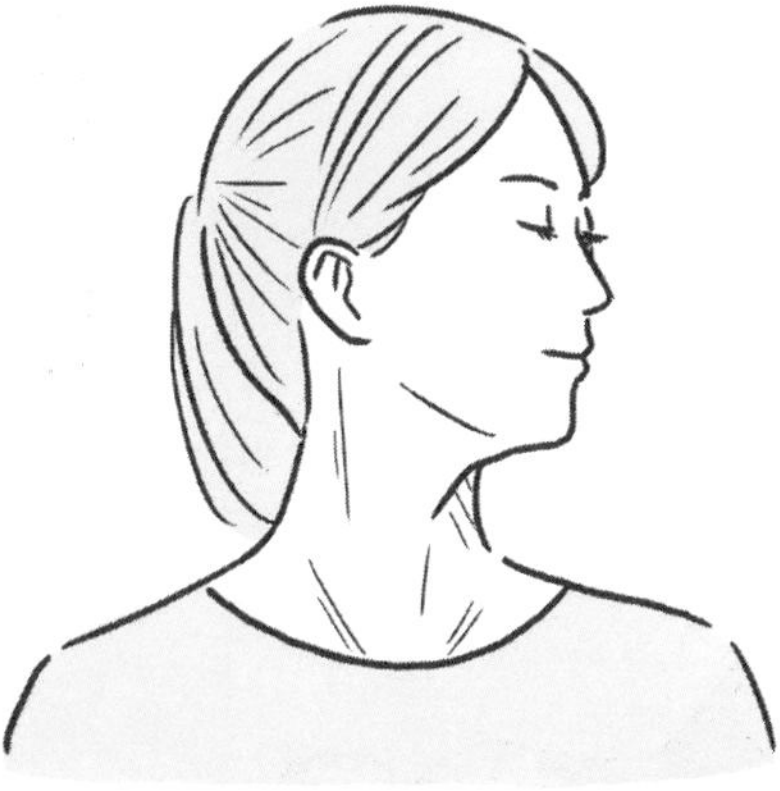

2

体は動かさず、首だけを
右に倒して30～60秒キープ。

3

反対側も同様に行う。

★首を痛めないよう、顔をゆっくり倒して伸ばしましょう。

座りっぱなしによる腰痛を解消

寝たまま股関節ストレッチ

3〜5回×1セット

デスクワークやパソコン作業などで長時間座っていると、腰に負担がかかり、全身の血流が悪化して耳にも悪影響を及ぼします。股関節を伸ばして全身の血流をよくしましょう。

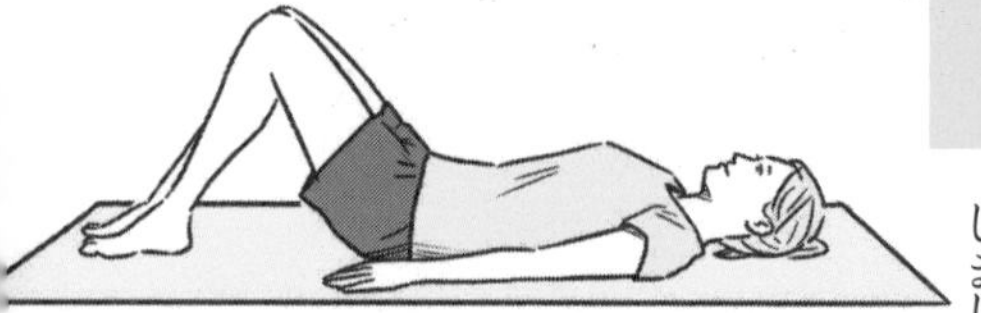

1

マットやラグの上で仰向けになる。

2

**呼吸をしながらひざを曲げ、
足裏を合わせて、
ひざを倒せるところまで倒す。**

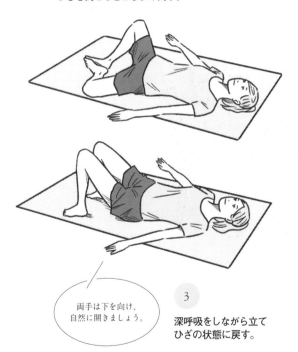

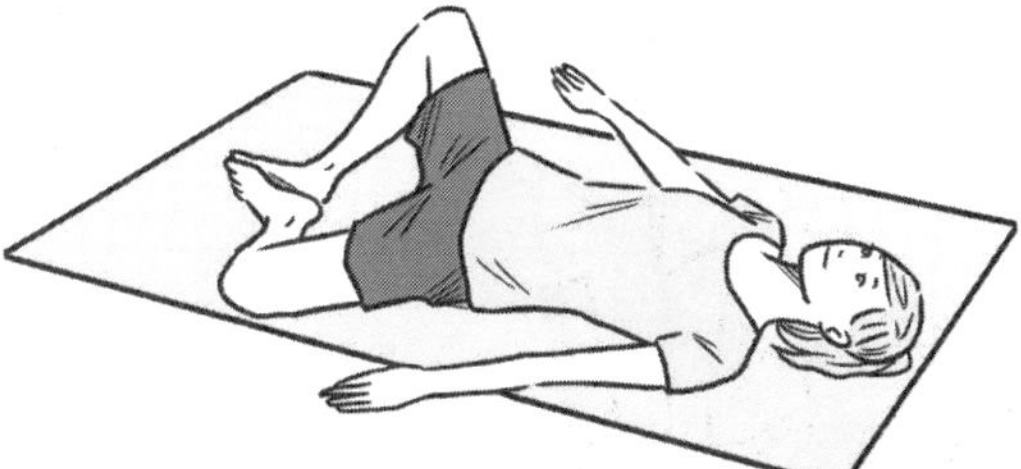

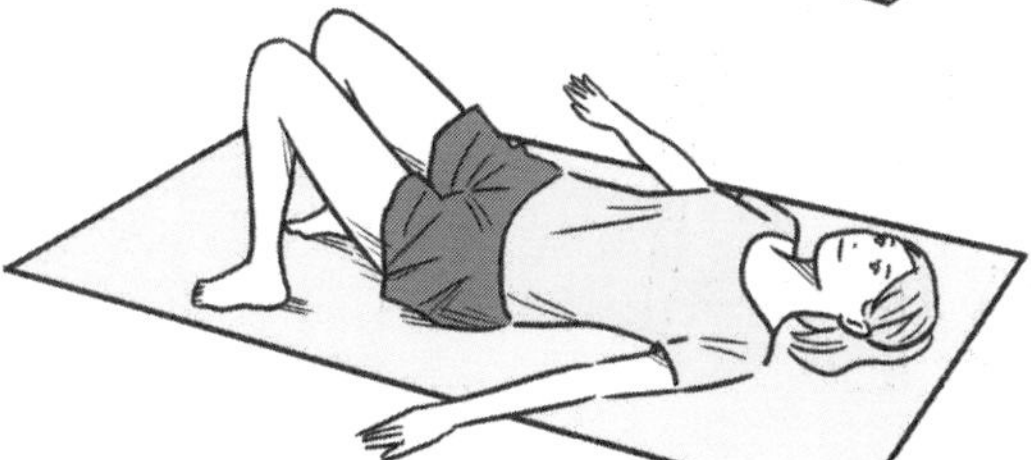

3

**深呼吸をしながら立て
ひざの状態に戻す。**

滞りがちな下半身の血流をポンプアップ

座ったまま ウォーキング

左右交互に足踏み10回／1日何回でもOK

ふくらはぎの筋肉は「第二の心臓」と呼ばれ、歩いて筋肉を収縮させることで、滞りがちな下半身の血液やリンパ液を下から上にポンプアップする働きをしています。長時間座りっぱなしのときは、座ったままでも歩く運動をしましょう。

1

椅子に深く座って背すじを伸ばし、足踏みをするように左右交互にかかとを上げる。

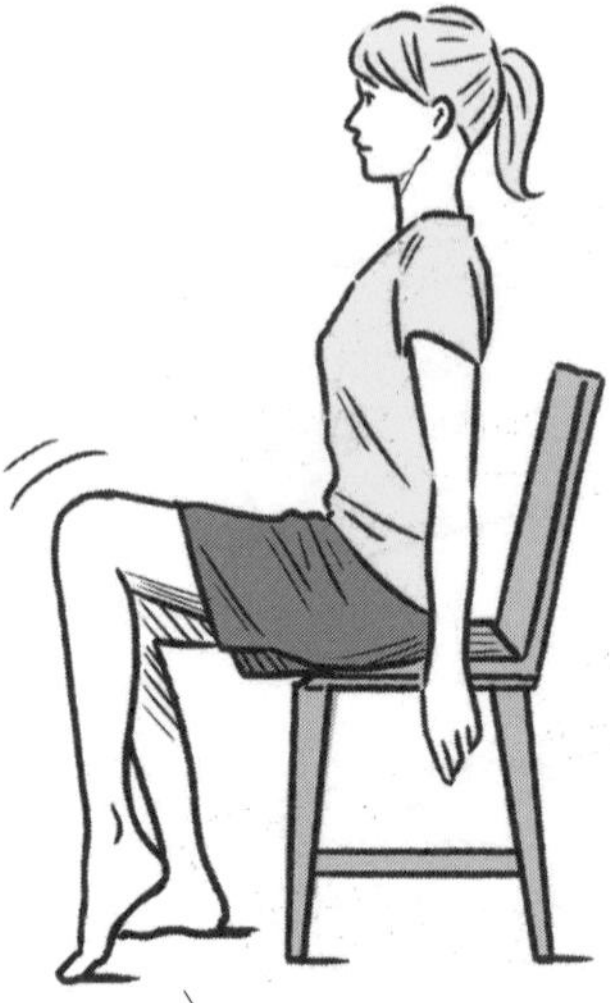

親指の付け根の「拇指球《ぼしきゅう》」もしっかり持ち上げましょう。

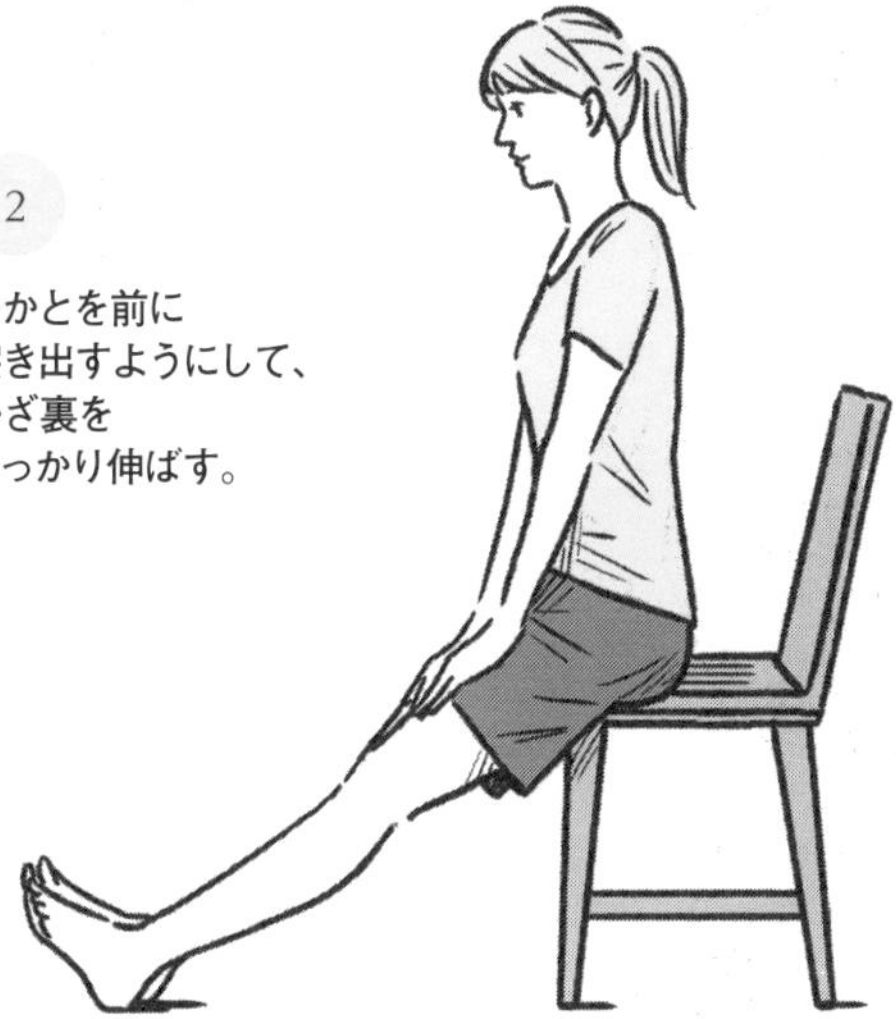

2

かかとを前に
突き出すようにして、
ひざ裏を
しっかり伸ばす。

★①でしっかりふくらはぎの筋肉を収縮させたら、
②で思いっきり伸ばしましょう。

抗重力筋を鍛えて平衡感覚を強化!

エア縄跳び

1日1～2セット

抗重力筋が衰えると、体の平衡感覚を維持できず、耳の平衡感覚の衰えにもつながります。エア縄跳びで抗重力筋を鍛えましょう。ダイエットにも効果的です。

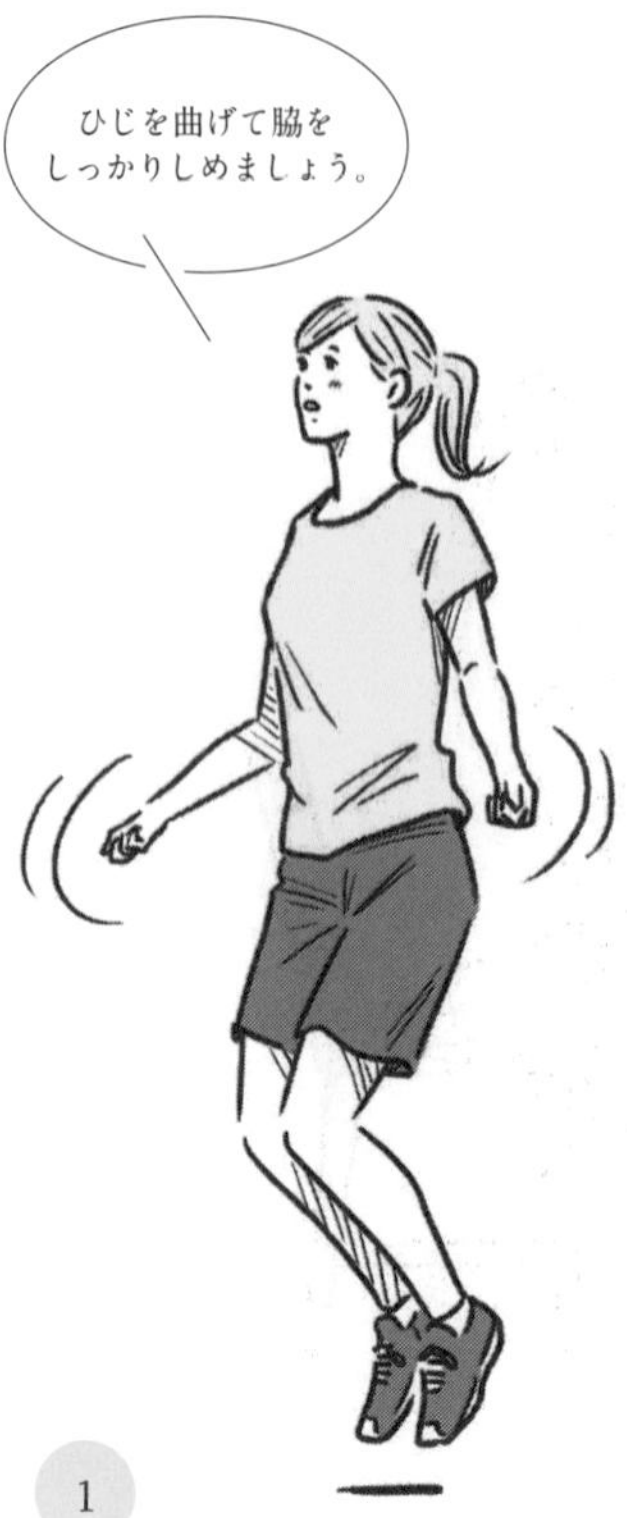

1

縄跳びを持つような気持ちで
両手を軽く握る。

2

**両手首を回しながら
1分間跳ぶ。**

高く跳ぶ必要は
ありません。
着地のときは、
かかとをつけないように
します。

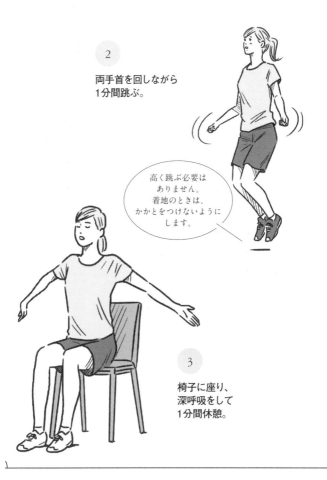

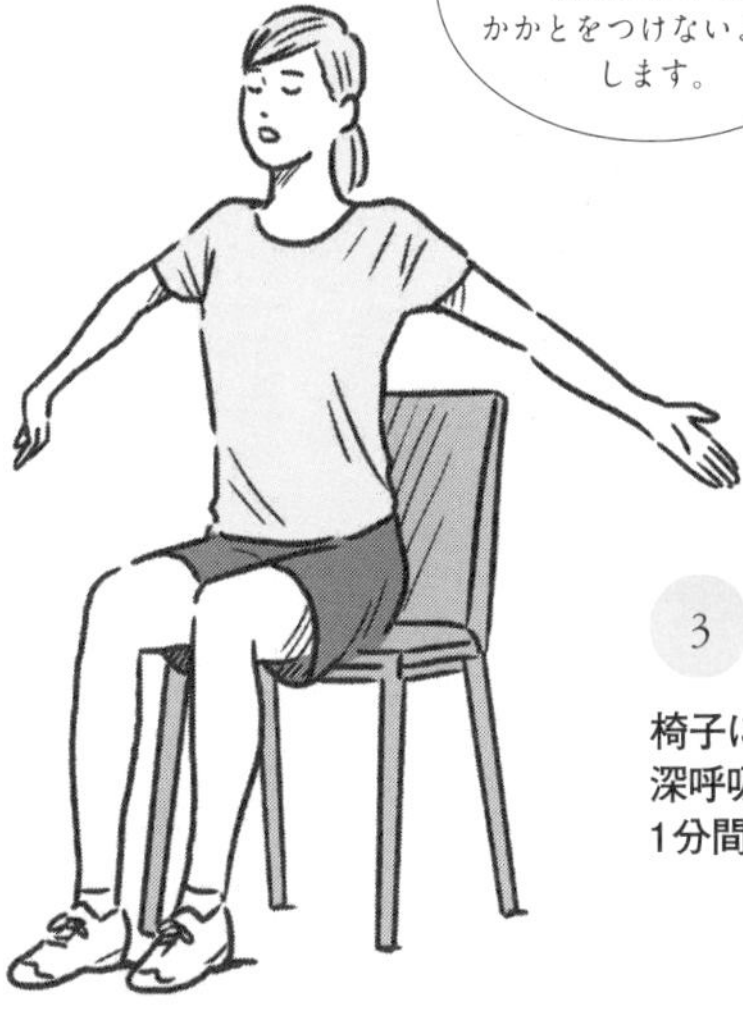

3

**椅子に座り、
深呼吸をして
1分間休憩。**

脚・腕・背中・首を同時に筋トレ

雑巾がけエクササイズ

1日1回〜

筋トレは苦手という人は、雑巾がけで床を掃除しながら筋トレしましょう。脚・腕・背中・首の筋肉を同時に鍛えられます。

1

雑巾を準備し、四つん這いになる。

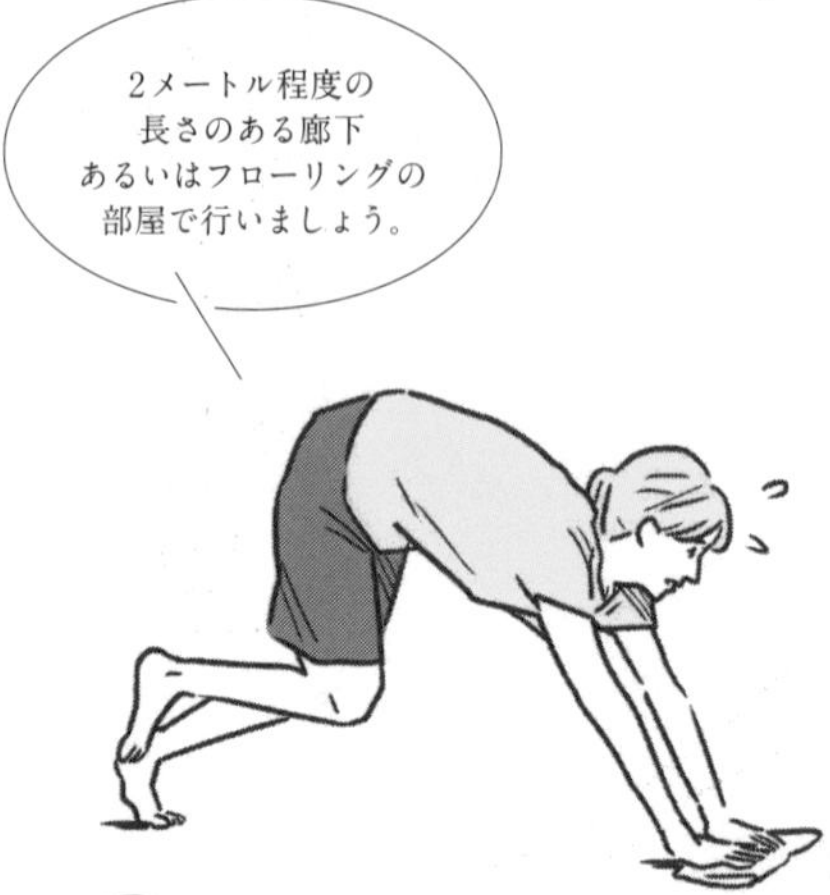
2メートル程度の
長さのある廊下
あるいはフローリングの
部屋で行いましょう。

2

あごを上げて正面を見ながら
雑巾がけをする。

★正面を向いて雑巾がけをすることで、
首の後ろと背中の筋肉を強化できます。

★早く走って行う必要はありません。
体調に合わせて無理のない範囲で行いましょう。

Part 5

知っておきたい難聴の原因になる耳の病気

難聴の種類
――感音性難聴と伝音性難聴

聞こえの衰えによる病態は、「感音性難聴」「伝音性難聴」「聴覚情報処理障害（混合性難聴）」の3つに大きく分けられます。

▽感音性難聴《かんおんせいなんちょう》

有毛細胞の障害で生じます。これには2つのタイプがあります。

ひとつは、過大な音の刺激によって蝸牛の外有毛細胞の毛の部分に負担がかかり過ぎ、抜け落ちてしまうもの。

もうひとつは、代謝や循環といった体のシステムがうまくいかなくなった結果、酸化ストレスが過剰になって有毛細胞がダメージを受けることで生じます。

▽伝音性難聴《でんおんせいなんちょう》

文字どおり、外耳、中耳、内耳などの音を伝えるしくみが障害されて起こる難聴です。ほとんどの場合、処置や手術といった治療で聞こえは改善します。

▽聴《ちょう》覚《かく》情《じょう》報《ほう》処《しょ》理《り》障《しょう》害《がい》（ＡＰＤ）

聴力検査では異常は認められないのに、「言葉がよく聞き取れない」「言葉をよく理解できない」という病態を、聴覚情報処理障害（ＡＰＤ）と呼びます。現代社会にかなり多くの人が同じ症状で悩んでいることが指摘されています。

感音性難聴にせよ、伝音性難聴にせよ、難聴が放置されると、「これまでに覚えてきた情報」と「難聴の耳から入ってくる情報」とのミスマッチが生じやすくなり、言葉を理解することが困難になっていきます。これは、ＡＰＤの症状とよく似た状態です。その意味では、難聴が放置されると、行きつく先にはＡＰＤが待っているといえるのかもしれません。

そこで、ここでは**「感音性難聴」**と**「伝音性難聴」**の主な病態をご紹介します。異常を感じたとき、すぐに難聴に気づき、一刻も早く受診、治療をするための一助となれば幸いです。

☑電車内で音楽を聞く人は注意

騒音性難聴《そうおんせいなんちょう》（スマホ難聴・イヤホン難聴・ヘッドホン難聴）

≪特徴≫　騒音に長時間さらされる生活習慣を続けていると、強大な騒音にさらされていなくても、蝸牛の中の有毛細胞がダメージを受け、その一部が回復不可能になり、騒音性難聴を引き起こします。

初期の自覚症状は耳鳴りです。聞こえは高音域から障害を受けていくものの、徐々に進行して会話に支障が出るまで自覚できません。昔は騒音職場で働く人に起こる難聴として知られていましたが、労働安全衛生法に基づく騒音障害防止策が効を奏し、現在では激減しています。現代では、通勤・通学の電車や車の中でスマホやイヤホン、ヘッドホンで音楽を聞くことによるものが急増しています。ヘアドライヤーや掃除機など家庭内の騒音によるもの、剣道や射撃、パチンコなど趣味における騒音によるものもあります。

≪予防と治療≫　有毛細胞は騒音によってアポトーシス（細胞の自殺死）す

ると、二度と再生されません。騒音を避ける、耳栓をするなど、対策が重要です。

☐予期していなかった強大な音で発症

急《きゅう》性《せい》音《おん》響《きょう》外《がい》傷《しょう》（ロック難聴）

≪特徴≫ 爆発音など、予期していなかった強大な音を聞くことで、耳鳴りと難聴が急に発生して起こる騒音性難聴のひとつ。ロックコンサート会場で発症した場合は、ロック難聴と呼ばれます。騒音を曝露した直後に耳が詰まったように感じ、自分の声が耳の中で反響します。1～2日で回復することもあれば、そのまま有毛細胞がアポトーシスすることもあります。

≪予防と治療≫ 循環改善薬、ステロイド薬など薬物治療が中心ですが、効果が得られない場合があります。耳栓を使用するなど突発的な強大音から耳を守ることが大切です。

☑ある日突然、片耳が聞こえなくなる

突発性難聴《とっぱつせいなんちょう》

≪特徴≫ ある日突然、片耳が聞こえなくなったり、片耳の聞こえが悪くなったりする疾患で、激しいめまいや吐き気を伴うこともあります。

ウイルス説、血流障害説、内耳の循環不全説、ストレス説など諸説あるものの、糖尿病がリスクになることもあり、発症の要因やメカニズムはわかっていません。基本的には40～50代に多いのですが、最近は年齢に関係なく増加傾向にあります。突発性難聴は再発しません。改善と再発を繰り返す場合は、メニエール病を疑います。

≪予防と治療≫ 治療開始が遅れるほど、回復が難しくなります。回復する見込みがあるのは、発症から48時間以内、遅くとも1週間以内だといわれます。治療の基本は安静と点滴（補液）。それ以外の治療法には、今のところ科学的根拠がありません。

☑30〜40代の女性に多い病気

メニエール病

≪特徴≫ ぐるぐる回る回転性めまいと、片耳の難聴・耳鳴りを主症状とする疾患です。吐き気や嘔吐、冷や汗や動悸などを伴うこともあります。発作時めまいが30分〜6時間程度続き、横になっているしかありません。不定期にめまい発作を繰り返すたびに進行・悪化していき、耳の詰まり感、音過敏も生じます。

30〜40代の女性にやや多く、内耳の内リンパ腔が腫れる「内リンパ水腫」が生じていることから、内耳の循環障害やストレスが原因ではないかと考えられています。めまいを伴わないものは蝸牛型メニエール病と呼ばれます。

≪予防と治療≫ 内リンパ水腫を軽減させるため利尿剤、ビタミン剤、血流改善剤などが使われます。社会生活に支障がある場合は外科的手術を行いますが、手術は重症例や薬に反応しないケースに限られます。

若い女性に急増中

急性《きゅうせい》低音《ていおん》障害型《しょうがいがた》感音難聴《かんおんなんちょう》（ＡＬＨＬ）

≪**特徴**≫　ある日突然、低い音が聞こえにくくなる、耳の詰まり感がある、音が耳に響く、音が割れて聞こえる、ゴーという低い耳鳴りがする、めまいがするなど、多様な症状が発生します。難聴の程度は軽いことが多く、片耳だけに生じます。自然に治まることもありますが、何度も繰り返します。

突発性難聴との違いは、治療に反応しやすく、聴力が回復しやすいことです。またメニエール病のように何度も繰り返しますが、メニエール病のような回転性のめまいではなく、ふわふわするような軽いめまいが中心です。

過労やストレス、睡眠不足、肩こり、頭痛などの不調を慢性的に抱える20～30代の女性に増えています。

≪**予防と治療**≫　精神的・肉体的ストレスが引き金となっていることが多いため、無理をせず、十分な睡眠と適度な休息をとることが、予防につながります。治療の基本は、抗不安薬の内服や点滴（補液）。低音障害が強いときは、ステロイド剤を使用することもあります。

✓健康診断の数値が気になる人は予備軍

生活《せいかつ》習慣《しゅうかん》病《びょう》性《せい》難聴《なんちょう》

≪特徴≫ 有毛細胞は、酸欠と栄養過多が苦手です。そのため、①動脈硬化などの血流障害によって有毛細胞や聴神経に十分な酸素が届かない状態が慢性的に続く、②動脈硬化に起因する肥満、高血圧、脂質異常症、糖尿病などで高血糖や高脂血症になる、という2つの条件が重なると発症リスクが高まります。

　生活習慣病を抱えている人は、すべて予備軍といえます。

≪予防と治療≫ 治療の基本は生活習慣の改善です。すでに生活習慣病の持病を持っている人は、その治療と並行して治療を進めていきます。

気づかないケースが多い

聴神経腫瘍《ちょうしんけいしゅよう》

≪特徴≫　脳腫瘍の約1割を占める良性腫瘍で、聴神経を取り巻く鞘《さや》のような細胞から発生します。非常にゆっくりとしたスピードで大きくなるため、発症までに何年もかかる場合があります。

初期症状でもっとも多いのは、片耳の聴力低下やめまい。めまい発作と難聴が繰り返されたり、ある日突然難聴が生じたりすることもあるため、突発性難聴との判別が必要です。顔面のしびれや顔面神経麻痺、けいれん、嚥下《えんげ》障害を伴う場合もあります。

≪予防と治療≫　聴神経腫瘍は決して珍しい病変ではありません。症状を自覚するより前に脳ドックで小さな腫瘍が偶然見つかるケースも多く、その場合は年1回の検査で経過観察をしていきます。

治療法には、手術による腫瘍摘出のほか、ガンマナイフ（ガンマ線を用いた放射線治療）があります。

☑心がつくる難聴

機能性難聴《きのうせいなんちょう》（心因性難聴《しんいんせいなんちょう》、ヒステリー難聴《なんちょう》、詐聴《さちょう》）

≪特徴≫ 外耳・中耳・内耳・神経・脳幹など、聴覚に関わる部分に器質的な障害がないにもかかわらず、聴力検査の結果に異常がみられることがあります。

このうち、ストレスが原因のものを「心因性難聴」、ヒステリーが原因のものを「ヒステリー難聴」、意図的に嘘をついて難聴を装っているものを「詐聴」と呼びます。

心因性難聴は、学童期の子どもにしばしばみられます。本人は自覚がなく、学校の健診で初めて発見されることも少なくありません。「ＰＴＳＤ（心的外傷後ストレス障害）」を患う大人にも同様の症状がみられることがあります。

≪予防と治療≫　機能性難聴は、事故、災害、虐待、犯罪、受験などのエピソードがあるケースが多く、トラウマやストレスが解きほぐされると自然に回復します。

日常生活に支障がなければ定期的に聴力検査を行い、様子をみます。必要な場合は臨床心理士などとの連携により、カウンセリングや認知行動療法を行います。

☑耳かきのし過ぎが原因!?

耳垢塞栓《じこうせんそく》

≪特徴≫　耳垢をため過ぎたり、耳かきで傷つけたりして、耳垢が外耳道の奥に押し込まれてしまうと、聞こえが悪くなることがあります。補聴器やインナーイヤホンの出し入れで、耳垢が奥に詰まってしまうこともあります。

耳垢は湿性と乾性があり、耳垢塞栓になりやすいのは湿性耳垢です。本人は聞こえが悪くなっていることに気づいておらず、まわりの指摘や検査によって気づくこともあります。

《予防と治療》 耳垢は放置しておけば自然に脱落していくため、基本的に掃除の必要はありません。掃除をし過ぎて外耳道を傷つけたり、耳垢を押し込む結果にならないよう注意しましょう。

乾性耳垢はベビーオイル、湿性耳垢はオキシドールで綿棒を湿らせやさしく拭きましょう。それでも聞こえが回復しない場合、痛みがある場合は耳鼻咽喉科で除去してもらいましょう。

☑不衛生なイヤホンや補聴器に注意

外耳炎《がいじえん》

《特徴》 耳を爪でひっかいたりしてできた傷が、細菌に感染して起こる感染症です。糖尿病の持病がある場合は、真菌が原因になることもあります。

外耳道の皮膚は薄く刺激に敏感なため、不用意にいじると湿疹ができ、かゆくなってまたいじるという悪循環が始まると、なかなか治りません。その結果、真菌に感染してしまうと、カビ（真菌）が鼓膜をふさぎ難聴になってしまうこともあります。

《予防と治療》 補聴器やイヤホン、耳栓はこまめに掃除して清潔に保つようにします。

細菌性の炎症は抗菌剤の服用や点耳薬、軟膏、真菌性の炎症は抗真菌薬を塗布します。真菌性の場合は、長期の通院が必要になる場合があります。

☑ **脱水や睡眠不足、無理なダイエットが要因!?**

耳管開放症《じかんかいほうしょう》

《特徴》 鼻の奥と鼓室《こしつ》をつなぐ細い管「耳管」は、中耳の換気管のようなもの。鼓膜の内と外の気圧を同じにする役割を果たしています。

耳管の働きを実感するのは、飛行機や新幹線に乗ったときです。気圧の変化で耳が詰まった感じがしたとき、ゴクンとツバを飲み込むと治るのは、耳管が開いて気圧の差がなくなるから。この耳管が開きっぱなしになるのが「耳管開放症」です。

耳が詰まった感じがしたり、自分の声が大きく聞こえたり、天気に影響を受けてふわふわ感を感じたり、低音が聞き取りにくくなることもあります。

耳管開放症は女性に多く、脱水や睡眠不足、ダイエットで急激に体重が減ったときに生じやすくなります。

《予防と治療》 開きっぱなしの耳管を乾燥させないことが一番の予防法です。生理食塩水を鼻から入れて耳管を潤す「耳浴」や、市販のドライノーズ用点鼻スプレーを活用しましょう。ただし、鼻うがいはおすすめしません。耳管開放症のときは、洗浄水が中耳腔まで入って中耳炎のようになってしまうことがあるからです。

アレルギー性鼻炎や風邪が引き金になる

耳管狭窄症《じかんきょうさくしょう》

≪特徴≫ 耳管開放症とは逆に、耳管が狭くなって中耳の中の空気圧の調節ができず、鼓膜の内と外の気圧差ができて、耳が詰まった感じがするのが「耳管狭窄症」です。

アレルギー性鼻炎や上咽頭炎、風邪などによる炎症やむくみで耳管が狭くなって発症するのが一般的です。また、太っている人、高齢で寝たきりの人は発症しやすいようです。

≪予防と治療≫ 耳鼻咽喉科で耳管通気処置や鼓膜切開術をすれば、すぐに解決します。

症状が長引く場合は、その原因となる疾患の治療も大切です。また、逆流性食道炎の合併がないかも調べておきましょう。

□くしゃみなどの衝撃で耳に穴があく

外《がい》リンパ瘻《ろう》

《特徴》 くしゃみをする、鼻をかむ、トイレでいきむ、重い荷物を持ち上げる、海にもぐるといった行為によって、脳の髄液《ずいえき》や中耳腔の圧力が急上昇することがあります。その結果、内耳の入り口や出口、あるいはその両方に穴があき、リンパ液が中耳に漏れてしまった状態が、「外リンパ瘻」です。

難聴や耳の詰まり感、めまい、吐き気、嘔吐のほか、耳の中で水が流れる音が聞こえることもあります。突発性難聴との判別が難しく、両耳に症状がある場合や圧外傷を招くようなエピソードがある場合は、外リンパ瘻を疑います。

《予防と治療》 自然治癒する可能性があるため、まずは、ベッドで頭を30度ほど上げた状態で安静を保ちながらステロイド剤を用い、保存療法を行います。

それでも症状が改善されない場合、難聴が進行する場合は、外科的手術で穴を閉鎖します。

☑大人になってもかかる感染症

急性《きゅうせい》・慢性中耳炎《まんせいちゅうじえん》

≪特徴≫　中耳炎は子どもだけがなる病気ではありません。大人でもなる病気です。「急性中耳炎」になると、中耳に膿がたまり、鼓膜を破って外に排出されます。

破れた鼓膜はもとどおり再生されますが、ばい菌がしつこかったり、治療を途中でやめたりすると、破れた鼓膜がそのままになり、穿孔《せんこう》として残ってしまいます。この状態が、「慢性中耳炎（穿孔性中耳炎）」です。

緑膿菌《りょくのうきん》やMRSA（メチシリン耐性黄色ブドウ球菌）など、抗菌薬が効きづらい菌に感染すると、慢性化してしまう可能性が高いようです。

《予防と治療》 治療はまず、しつこい原因菌を一掃するために「耳洗浄」や抗菌薬による「耳浴」を行います。

破れた鼓膜がそのままになり、穿孔として残った場合は鼓膜を閉じる手術、耳小骨に障害が生じた場合は鼓膜から蝸牛への音の伝わり方を変える手術を行います。

□ 40〜50代がなりやすい難治性の病気

好酸球性中耳炎《こうさんきゅうせいちゅうじえん》

《特徴》 40〜50代に起こることが多い、難治性中耳炎の代表的な病気です。細菌などの侵入やアレルゲンによる刺激などで、血液中の白血球のひとつである好酸球が活性化し、粘度の高い浸出液＝ムチンが中耳に充満して伝音性難聴を発症します。

好酸球性中耳炎は、ほとんどの人が気管支喘息《ぜんそく》を合併し、好酸球性の副鼻《ふくび》腔炎《くうえん》や鼻腔ポリープを起こしています。肺炎や食道炎を起こすこともあります。

≪予防と治療≫　重症度にもよりますが、ステロイドの内服と局所注入で炎症を抑えます。しかし、再発を繰り返すことが多く、長期的な通院が必要となります。

伝音性難聴がひどい場合は、鼓膜から蝸牛への音の伝わり方を変える手術を行います。

☑鼻をすするクセのある人は要注意

真珠腫瘍性中耳炎《しんじゅしゅようせいちゅうじえん》

≪特徴≫　鼓膜の一部が内側に向かってへこんでいき、そこに耳垢などがたまって白い真珠のような塊「真珠腫」ができる場合があります。真珠腫は、外部の骨を溶かして内耳や神経を破壊しながら発育していくため、難聴やめまい、顔面麻痺などを起こします。

慢性的に耳管機能が低下している人、鼻すすりのクセがある人がなりやすいといわれています。

《予防と治療》 CT検査、MRI検査などで病変の部位を確認し、治療方針を決定します。進行が遅い場合や病変の部位によっては、点耳薬や耳の清掃を行う保存療法で経過観察をします。

しかし、手術が必要なケースがほとんどで、真珠腫を取り除き、破壊された鼓膜や耳小骨を再建する手術を行います。

再発しやすいため、定期的に聴力検査やCT検査などを行う必要があります。

おわりに

ウィズ・コロナ時代のコミュニケーション

２０２０年４月７日、新型コロナウイルス感染症の拡大防止のため発令された「緊急事態宣言」によって、私たちは「新しい生活様式」へと大きく舵を切ることになりました。

職場でも、学校でも、コンビニやスーパーでも「ソーシャルディスタンス」と「マスク着用」が基本。さらに人と対面する場所は「ビニールカーテン」や「フェイスガード」など、お互いの声や表情をダイレクトに感じ取ることが難しくなってしまいました。

また、「リモートワーク」などによって、場所や距離に関係なく人とつながる場面も増えています。テレビの衛星中継でも見ているかのように音声と口の動きには微妙な時間差が生じ、今までのように「テンポよく」あるいは「ノリノリな会話」というのもちょっと難しくなってきています。そんな今の状況にもどかしさを感じる人も多いのではないでしょうか？

実は、このようなコミュニケーションの変化は、すぐに耳鼻咽喉科の外来を訪れる患者さんの傾向にもあらわれはじめました。

私が一番驚いたのは、聞こえの困りを訴えて受診する新患の方の割合が急増したことです。特に35～45歳を中心とした女性が増えてきたのです。

本書でもご紹介したとおり、私たちが会話をするときは、相手の声を聞くだけでなく、表情を読んだり、口の動きを見たり、その場の雰囲気を感じとったりして総合的に判断しながら会話をしています。そのため、通常、軽度難聴で日常生活に不便を感じることはほとんどありません。

ところが、ソーシャルディスタンスやマスクがあたりまえになった世の中では、軽度難聴であっても中度難聴のレベルの聞こえにくさと同じになってしまいます。

たとえば、相手との距離が2倍になると音（声）の大きさは4分の1になります。マスクの場合、ただ声が小さくなるだけでなく、音がくぐもって子音が聞こえにくくなり、気がつけば、「ひびや」と「シブヤ」を聞き間違える江戸っ子みたいな状況になってしまっています。

「マスク越し」「ビニールカーテン越し」では、相手の表情や口の動きも読み取りにくいため、「推理しながら聞く」ということもうまくできません。

その結果、これまで不自由を感じていなかったごくごく軽度な難聴の人が、「会話が聞き取りにくい」と自覚し、外来を訪れるようになったのです。

特に女性の場合、男性よりも表情や声の抑揚から相手の気持ちを察しようとする傾向が強いので、女性の患者さんが急増してしまったのでしょう。

このように「聞き取りにくさ」を訴える人が増える一方で、耳鳴りの患者さんが極端に減少するという現象も認められました。

みなさんもよくご存じのように、新型コロナウイルスの影響で、大小のライブイベントがすべて中止になりました。さらに、「ステイホーム」や「リモートワーク」によって通勤電車に乗る必要がなくなり、イヤホンで音楽を聞く機会も減ったはずです。

近年急増しつづけていた耳鳴りの多くは、やはり、大音量で音楽を聞くことが要因だったことが、思いがけず証明されたわけです。

「ウィズ・コロナ」の時代をどう生きるか、どのような新しい生活様式をつくり上げていくかが、今、私たち一人ひとりに問われています。

ソーシャルディスタンスを保ち、マスクを着用しながら、相手の声と心に耳をすまし、お互いを思いやりながら生きていくためには、とにかく、耳を大切にすることです。

そして、もし、わずかでも聴力に不安があるなら、何らかの方法で補っていかなければなりません。

そのためのヒントを、本書で見つけていただけたら幸いです。

これまで「難聴は高齢者がなるもの」「自分にはまだ関係がない」と思って

いた方々も、ぜひ、もっと耳や聞こえの問題に関心を持ち、よりよいコミュニケーションを楽しんでいただきたいと思います。

2020年7月吉日　中川雅文

本作品は、当文庫のための書き下ろしです。

中川雅文（なかがわ・まさふみ）
1986年、順天堂大学医学部卒業。医学博士。順天堂大学医学部講師、私学事業団東京臨海病院耳鼻咽喉科部長、順天堂大学医学部客員准教授、みつわ台総合病院副院長などを経て、現在、国際医療福祉大学病院耳鼻咽喉科教授。
臨床の場に立ちながら、耳とコミュニケーション研究の第一人者として、活発に情報発信を行う他、聴覚障害者の支援に関わる啓蒙・教育活動にも取り組む。
主な著書に『「耳の不調」が脳までダメにする』（講談社）、『耳がよく聞こえる！ようになる本』（河出書房新社）など。テレビ「あさイチ」「ためしてガッテン」「ホンマでっか!? TV」など出演多数。

だいわ文庫

「聞《き》こえにくい」がなおる 耳《みみ》トレ

著者　中川雅文《なかがわまさふみ》

二〇二〇年七月一五日第一刷発行

発行者　佐藤 靖
発行所　大和《だいわ》書房
東京都文京区関口一－三三－四 〒一一二－〇〇一四
電話 〇三－三二〇三－四五一一
フォーマットデザイン　鈴木成一デザイン室
本文デザイン　庄子佳奈(marblre Plant inc)
本文イラスト　林田秀一
編集協力　城所知子
本文印刷　厚徳社
カバー印刷　山一印刷
製本　ナショナル製本
ISBN978-4-479-30823-2
乱丁本・落丁本はお取り替えいたします。
http://www.daiwashobo.co.jp

だいわ文庫の好評既刊

＊印は書き下ろし

中野ジェームズ修一

下半身に筋肉をつけると「太らない」「疲れない」

40歳を過ぎても、疲れず、体型も崩れない人がいつもしていること。オリンピックトレーナーが教える筋ケアの実践アドバイス。

600円
228-2 A

中野ジェームズ修一

上半身に筋肉をつけると「肩がこらない」「ねこ背にならない」

猫背が、体型崩れ、肩こり、ストレートネック、肥満をつくる!? 肩甲骨を「意識」するだけで、からだがグンと楽になる。

600円
228-3 A

＊中野ジェームズ修一

体幹を鍛えると「おなかが出ない」「腰痛にならない」

腹筋をしても体幹はつかない!? 快適に体が動くようになる、正しい体幹の使い方。運動力、生活力が一気にアップする体リセット術。

600円
228-4 A

＊中野ジェームズ修一

フィジカルトレーナーが教える正しいウォーキングの始め方

歩数よりも「歩き力」を上げると、効果が抜群に上がる。フィジカルトレーナーが教える正しいいきびきびウォーキングの始め方。

650円
228-5 A

中野ジェームズ修一

一生太らない食事術

世界一やせる食べ方。一流アスリート、モデル、タレントの悩みを解消してきた食べ方を変えてやせる中野メソッド。

680円
228-6 A

表示価格はすべて本体価格（税別）です。本体価格は変更することがあります。